MEDICINA

PSICOSOMATICA

EDICION ORIGINAL

Otras obras de Luis de Rivera:
El Maltrato Psicológico
Crisis Emocionales
Entrenamiento Autógeno
Sindromes de Estrés
Psychodynamics of Mobbing
Las Claves del Mobbing
Listado Breve de Sintomas – LSB 50
El Indice de Reactividad al Estrés - IRE
Cuestionario de Estrategias de Acoso – LIPT 60

LUIS G. DE RIVERA

MEDICINA PSICOSOMATICA

Edición original

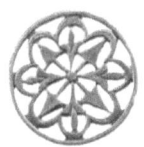

Instituto de psicoterapia
e
Investigación Psicosomática

Medicina Psicosomática
Primera edición:1980
Reimpresiones 1990, 1996, 2003, 2015

ISBN-13: 978-1484968390
ISBN-10: 1484968395

Printed in the United States of America
Library of Congress Control Number: 2015906849
CreateSpace Independent Publishing Platform, North
Charleston, SC

ÍNDICE

INTRODUCCIÓN

El término «psicosomática», introducido por Heinroth a principios del siglo pasado, parece crear tantos problemas como los que estaba llamado a resolver. Utilizado en los más diversos contextos (medicina psicosomática, movimiento psicosomático, síntoma, mecanismo, enfermedad psicosomática...) nos deja frecuentemente en la incómoda sensación de que hay algo en él que no acabamos de comprender. Wittgenstein (1958) afirma que, efectivamente, hay un problema, y que éste es de orden lingüístico. Para entender el concepto que una palabra designa es necesario conocer el contexto general en el que este concepto ha evolucionado y cristalizado. En la palabra psicosomática, la abstracción subyacente es la existencia de dos entidades («psique» y «soma»), de alguna manera relacionadas entre sí. Cuál es la naturaleza de estas dos entidades, y de qué manera precisa se relacionan, ha sido objeto de intensa controversia filosófica desde la más remota antigüedad. Para aquellos que rechazan la noción de dos sustancias, y afirman la unicidad del ser humano, la general aceptación de una expresión dual, como es «psico-somática», obliga a difíciles equilibrios lingüísticos y conceptuales. Uno de tales equilibrios es el uso del término «psicosoma» (Winnicott, 1954, Mc Dougall, 1974) que puede ser definido como «el conjunto de necesidades, impulsos, tendencias y mecanismos reguladores de orden endocrino, neurofisiológico, inmunológico, psicológico y metabólico» (González de Rivera, 1979).

EL PROBLEMA DE LA RELACIÓN MENTE-CUERPO

Aunque los avances de la medicina moderna se deben al desarrollo del método experimental y al rechazo de la especulación filosófica, existen cuestiones que hacen inevitable plantear problemas básicos de conceptualización que escapan al análisis científico. La relación mente-cuerpo, o mente-cerebro, como prefieren algunos, es una de tales cuestiones, y la conceptualización adoptada va a influir de manera decisiva en la orientación que cada investigador en psicosomática dé a su labor.

Holton (1975) insiste en la importancia que para el desarrollo del pensamiento científico tienen las producciones intuitivas, que, antes de llegar a ser expresables en hipótesis verificables o falseables, han de ser susceptibles de una elaboración conceptual de orden filosófico.

En el pensamiento médico contemporáneo pueden distinguirse varios *modelos conceptuales de la relación mente-cuerpo*, cada uno con su influencia propia en la evolución de los esfuerzos científicos en psicosomática y en la actitud práctica del médico ante su enfermo.

En mi consideración, ninguno de estos modelos puede considerarse ni definitivamente acabado, ni merecedor de aceptación acrítica. Conocerlos es, sin embargo, necesario. Confusión entre los diversos modelos lleva al uso contradictorio y vago de términos en el campo de la psicosomática, con obstaculización de toda la posible labor científica.

1. *Materialismo*. Sólo existe la materia, el mundo físico tangible. El hombre es, solamente, su cuerpo. Los procesos mentales no son sino el efecto de la actividad mecánica del cerebro, como expresa la frase Cabanis: «El cerebro segrega ideas como el hígado bilis». Esta postura es más objetable desde un punto de vista emocional e intuitivo que experimental. Algunos autores (Wimsatt, 1977) han perfeccionado notablemente el modelo, introduciendo el concepto de niveles progresivos de organización de la materia, que se expresan en el hombre

desde el nivel molecular más elemental hasta el nivel integrativo cerebral más complejo.

2. *Idealismo*. Sólo existen fenómenos mentales en el universo. La sustancia material no existe de por sí, y todos los fenómenos físicos son ilusiones subjetivas de la mente (Berkeley, 1685-1753). El sostenimiento de esta tesis requiere las más complicadas elaboraciones filosóficas, pero, sorprendentemente, es imposible probar que es falsa. Cuando afirma que «un objeto sólo tiene existencia material cuando un ser pensante lo piensa», Berkeley sienta las bases para escuelas esotéricas extremas, que defienden la absoluta supremacía de la mente. En un grado menos intenso, encontramos este concepto idealista en algunas escuelas mesmeristas y, ciertamente, en muchos creyentes en la curación por la fe, «curación psíquica», etc.

3. *Interaccionismo*. El espíritu y la materia son dos sustancias diferentes e independientes que, en el hombre, se expresan como mente y cuerpo, contactándose a través de la glándula pineal (Descartes, 1615). Sin dejar de admirar la intuición de Descartes acerca de la hipófisis, este modelo es el más criticado por los pensadores actuales. Sin embargo, su influencia en psicosomática es enorme, incluso en las teorías de muchos psicoanalistas que afirman no adherirse a esta visión dualista.

4. *Paralelismo.* Toda materia tiene un aspecto interno, que es una cualidad a modo de alma o consciencia. Materia y mente discurren de manera paralela como las superficies externa e interna de una cáscara de huevo (Spinoza). Ligeramente más complicado es el concepto de Leibnitz, según el cual el alma es una unidad o mónada, sin extensión física, y los cuerpos extensos son agregados espaciales sobre las mónadas, constituyendo su apariencia externa.

Popper (1978) señala una diferencia entre la conceptualización de Leibnitz y Spinoza, que él denomina panpsiquismo, y el epifenomenismo de Huxley. La diferencia radica en que, para los paralelistas puros, el cuerpo y el alma discurren sin interacción mutua, mientras que los epifenomenistas aceptan una acción unilateral del cuerpo sobre la mente, y viceversa.

5. *Unitarismo bimodal.* Tanto el concepto de mente como el de cuerpo son abstracciones arbitrarias de aspectos diferentes de la persona. Las ideas de materia y espíritu, como entidades concretas, provienen de una interpretación errónea de la realidad. Sólo hay una sustancia, que manifiesta una actividad que pueda ser considerada como somática o psicológica, según el método empleado en observarla. El dualismo implicado por el uso conjunto de los

términos psique y soma no es real, sino metodológico, porque dos lenguajes diferentes, el de la fisiología y el de la psicología, son necesarios para expresar diferentes aspectos de un mismo fenómeno. Russel (1912) y Feigl (1958) son dos de los principales nombres asociados con esta conceptualización.

6. *Transformismo.* La mente es energía consciente de sí misma, localizada en cada hombre concreto. De la misma manera que existe un proceso de interconversión de la materia y la energía, expresado por Einstein en la fórmula $E = m.c^2$, hay un proceso de interconversión de la mente y el cuerpo. Se trata de una sola sustancia, que puede transformarse y presentarse bajo dos aspectos, mental y material, cada uno con sus dimensiones y leyes propias.

DELIMITACIÓN DEL CAMPO DE LA PSICOSOMÁTICA

De las diversas definiciones del concepto de psicosomática depende el modelo fisiológico que el investigador adopte, y, en esquema, podemos considerar las siguientes relaciones entre estos dos modelos y algunas escuelas psicosomáticas:

RELACIÓN ENTRE MODELOS CONCEPTUALES Y ALGUNAS ESCUELAS PSICOSOMÁTICAS

MODELO FILOSÓFICO	ESCUELA PSICOSOMÁTICA
Materialismo................................	Organicistas Cabanis. Moleschott
Idealismo....................................	«Ciencia cristiana» Formas extremas de mesmerismo
Paralelismo................................	«Bio-feedback» Investigación psicofisiológica
Interaccionismo...........................	Hipócrates. Penfield. (Concepción muy extendida entre la profesión y el público)
Unitarismo bimodal.....................	Enfoque multifactorial. Engel. Lipowski
Transformismo	Concepción de desarrollo incipiente y poco sistematizado

El punto de vista del unitarismo bimodal parece ser el más pragmático y funcional, teniendo además la ventaja de que, dejando de lado el problema de la causalidad, permite la concentración de los esfuerzos en la descripción de fenómenos y en el estudio de las relaciones entre datos obtenidos con métodos diferentes. Woodger (1956) considera que los conceptos de «Cuerpo» y «Psique» son abstracciones de algo muy concreto y familiar, a lo que llamamos «Persona». Pero este último concepto es también una abstracción, en el sentido de que cada persona es miembro de una comunidad, de la que depende no sólo la clase de «persona» que es, sino incluso su propia existencia.

Al emplear el término «psicosomático» no queremos implicar que los fenómenos psíquicos son más importantes o causales que los somáticos, ni viceversa. Ambos tipos de fenómenos no son sino diferentes aspectos o modos de abstracción de la persona humana, que es y responde como una unidad.

Como quiera que el hombre es inevitablemente un ser social, y que su modo de adaptación a la sociedad va a influir en todas sus características, hemos de incluir forzosamente el estudio de los fenómenos sociales para comprender la totalidad de la unidad humana.

La psicosomática, en resumen, es la disciplina que trata de integrar los tres modos de abstracción, esto es, los fenómenos biológicos, los psicológicos y los sociales.

Esta integración puede efectuarse a nivel de investigación de las correlaciones entre los tres tipos de variables, y tenemos entonces la psicosomática como ciencia; o puede efectuarse a nivel de la praxis médica y tenemos entonces la orientación psicosomática en medicina o Medicina psicosomática.

Medicina psicosomática

Desde la antigüedad ha existido una tendencia a considerar la enfermedad como una cosa en sí misma, originada por una causa única o, a lo más, por una combinación simple de causas. Esta creencia tiene un importante atractivo emocional, pues resulta reconfortante pensar que la enfermedad es un ente extraño al individuo, y que un factor aislado o aislable es el único responsable de la misma. Tanto el paciente y sus familiares como el médico pueden permitirse la ilusión de que este supuesto factor responsable puede ser atacado, exorcizado, o amputado de una manera simple. Gran parte de las actividades de la medicina actual están basadas en este concepto, y muchos médicos continúan eliminando artificialmente de su atención los factores psicológicos y sociales de sus pacientes.

Como reacción contra este estado de cosas surge en el siglo XX el movimiento psicosomático, no como organización cohesiva, sino como el estado mental de muchos médicos que insisten en considerar al hombre en su totalidad, prestando atención a su circunstancia social y a su estado psicológico. Esta orientación, más o menos difusa, ha venido produciendo postulados y sugerencias prácticas sobre el ejercicio de la medicina, de tal manera que el paciente sea considerado como una persona completa, con todo lo que esto implica desde el punto de vista diagnóstico, terapéutico y preventivo.

Según Lipowsky (1969) los postulados básicos del enfoque psicosomático en medicina son:

1. La salud y la enfermedad son estados determinados por múltiples factores biológicos, psicológicos y sociales, y no hay una línea clara de demarcación entre los dos.

2. Los acontecimientos a un nivel cualquiera de organización, desde el molecular al simbólico, pueden repercutir en todos los demás niveles.
3. El diagnóstico médico no debe limitarse a la identificación de una entidad clínica particular, sino que debe además considerar la situación total del paciente.
4. Deben tenerse en cuenta los factores psicosociales al plantear medidas preventivas y terapéuticas.
5. La relación establecida entre el paciente y aquellos que se ocupan de él influye en el curso de la enfermedad y en la eficacia del tratamiento.
6. La psicoterapia puede ser eficaz cuando factores psicológicos contribuyen de manera significativa a la precipitación, mantenimiento o exacerbación de una enfermedad dada en una persona determinada.

Medicina psicosomática es, en definitiva, *una manera de practicar la medicina que tiene en cuenta los factores biológicos, psicológicos y sociales del paciente en el diagnóstico, tratamiento y prevención de toda enfermedad.*

La ciencia de la psicosomática

La psicosomática, a pesar de todas sus confusas y discrepantes teorías, constituye la única disciplina específicamente dedicada a estudiar las relaciones entre fenómenos biológicos, sociales y psicológicos. Es por ello que puede ser considerada como una *ciencia de tipo integrativo, cuyo objeto consiste en observar e interpretar las relaciones entre las tendencias, estados, procesos y acontecimientos psicológicos y los biológicos, tal como son influidos por el medio ambiente físico y humano, tanto en la salud como en la enfermedad.*

La psicosomática puede incluirse dentro del grupo de las ciencias naturales, susceptible de desarrollarse mediante el empleo del método experimental, y destinada a formular lo que Von Bertalaffy (1964) denomina «Modelos neutros superimpuestos a los sistemas conceptuales de la psicología y de la biología».

A un nivel de abstracción inferior, la psicosomática trata de formular las leyes que rigen las conexiones entre un acontecimiento psicológico y otro fisiológico, coincidentes en el tiempo (psicofisiología); entre mecanismos o funciones psicológicas y actividad neuroendocrina (psiconeuroendocrinología); y entre influencias socio-ambientales, y respuestas psicoorgánicas (aspectos psicosociales del estrés).

Consulta psiquiátrica interdepartamental

Llamamos psiquiatría de consulta interdepartamental, o consulta psiquiátrica interdepartamental, a la actividad del médico psiquiatra en los sectores no psiquiátricos del hospital.

El motivo de la consulta es, en principio, resolver o ayudar a resolver parte de los problemas que el enfermo y su actividad plantean al médico tratante. Para ello, junto a una sólida formación en su especialidad, el psiquiatra debe retener suficientes conocimientos médicos como para comprender al paciente y su enfermedad desde ambos puntos de vista. El primer obstáculo que ha de superar es la desconfianza que otros especialistas pueden tener en su sentido práctico, y por eso debe esforzarse en mostrar la valía de sus propios conocimientos, ser de utilidad inmediata para el enfermo, y hacerse aceptar como parte integrante del equipo terapéutico. Como nexo de unión entre los médicos que se ocupan del cuerpo y los que se ocupan del espíritu, la difícil misión del psiquiatra consultor es convencer a unos y otros de que el ser humano no puede dividirse, y que solamente una orientación global puede ayudar al hombre total cuando enferma.

Tenemos ya pues dos facetas de la consulta psiquiátrica interdepartamental: una, la primera, es resolver los problemas psicológicos planteados por la enfermedad y la práctica médico-quirúrgica en el seno de un hospital general. La segunda es propagar la orientación psicosomática, despertando el interés por el Hombre como ser social, espiritual, y biológico, no como tres entidades distintas, sino como tres aspectos indisolublemente unidos de la misma realidad humana.

La psiquiatría de consulta es, en resumen, la aplicación clínica y docente de la orientación psicosomática, y el medio idóneo para la investigación y la formulación de teorías e hipótesis psicosomáticas.

SÍNTOMA FUNCIONAL, CONVERSIÓN Y ENFERMEDAD PSICOSOMÁTICA

En un sentido amplio, se denomina síntoma funcional a la percepción subjetiva de malestar físico, en ausencia de bases patológicas demostrables por los métodos de exploración habituales. La frecuencia es de síntomas funcionales en la práctica médica general del orden del 50%, con un 25% más de casos en los que la patología orgánica se halla complicada por un componente funcional sobreañadido. El síntoma funcional puede considerarse como el concomitante fisiológico de una emotividad patológica, como es el caso de los síntomas cardiocirculatorios y respiratorios que frecuentemente acompañan a los estados de angustia. También puede estar relacionado con un estado depresivo enmascarado, difícil de diagnosticar en una entrevista superficial, y que con frecuencia pasa desapercibido o es negado por el paciente. López Ibor (1973) denomina *equivalentes depresivos* a este tipo de fenómeno.

Caso clínico. Varón de 52 años, que consulta por cefalea, sensación de pérdida de fuerza en piernas y brazos, dolor lumbar y fatigabilidad fácil. El paciente ha seguido un completo reconocimiento por un internista, sin resultados positivos. Procedente de medio rural, reside en Madrid desde hace veinte años, trabajando como obrero no cualificado. Casado desde hace treinta años, es padre de dos varones y una mujer, todos ellos casados.

Hace diez años, coincidiendo con una situación de paro laboral, desarrolló un cuadro de diarreas, náuseas y vómitos, con ocasionales temblores y sensación de escalofrío, siendo diagnosticado en aquel tiempo de «colon irritable».

Desde hace ocho años, trabaja en una portería, sintiéndose bien hasta el año pasado. Desde entonces, presenta el cuadro clínico motivo de la consulta, cuyo comienzo ha sido insidioso y ha progresado en intensidad hasta la fecha.

Las relaciones con su familia son, según afirma, satisfactorias. La esposa padece una enfermedad no bien especificada, pero que requiere frecuentes estancias en cama y visitas a los médicos.

Los dos hijos varones hace tiempo que no viven con él, y la hija se casó hace año y medio, residiendo desde entonces en otra ciudad. A la exploración del estado mental muestra una expresión en ocasiones ausente, con desinterés y ocasionales distracciones. No se halla déficit de memoria, ni alteraciones en el pensamiento. El afecto parece deprimido, aunque no marcadamente. El paciente admite haberse preguntado en ocasiones «para qué sirve todo» y «para qué vive uno».

No hay pérdida de peso ni apetito. Hay ligera alteración del sueño con frecuentes despertares nocturnos. El paciente afirma no tener actividad onírica, excepto una noche que se despertó llorando, no sabe por qué.

Juicio diagnóstico: Tras la sintomatología funcional, parece ocultarse un estado depresivo. La larga enfermedad de la esposa, probablemente con matices hipocondríacos, y la reciente separación con su hija pueden considerarse como factores ambientales favorecedores de este estado. La patología funcional experimentada hace diez años está también, probablemente, relacionada con un estado emocional ansioso, reactivo a la situación laboral.

Tratamiento: Se inicia tratamiento con imipramina por vía oral, aumentando la dosis de forma escalonada hasta los 150 miligramos diarios en tomas fraccionadas.

Evolución: A los dos meses de tratamiento se observa notable mejoría, con disminución en la intensidad y frecuencia del dolor, recuperación de la fuerza muscular y desaparición de la astenia.

Conversión y síntoma de conversión

Conversión es un proceso automático e involuntario mediante el cual impulsos psíquicos inaceptables, eliminados de la conciencia por el mecanismo de represión, encuentran su salida transformándose en impulsos que modifican alguna función orgánica (Freud, 1946). El *síntoma de conversión* (síntoma funcional producido por un proceso de conversión) revela de forma velada el conflicto psíquico subyacente, bien permitiendo la expresión simbólica del impulso reprimido, bien de la instancia represora, bien de un compromiso entre ambos. Así, por ejemplo, deseos sexuales inaceptables pueden manifestarse mediante crisis convulsivas que imitan de forma caricaturesca el coito, o, por el contrario, mediante intensos dolores en muslos y porción inferior del abdomen.

Aunque Alexander (1948) considera que los síntomas de conversión sólo pueden producirse en los órganos y funciones dependientes del sistema nervioso central, múltiples observaciones clínicas demuestran que también funciones reguladas por el sistema nervioso vegetativo son susceptibles de ser alteradas por mecanismos de conversión. La teorización de Alexander reposa en el error fundamental de considerar el sistema vegetativo como totalmente independiente del central, e incapaz de aprendizaje. Que esto no es así ha sido demostrado por los estudios de Miller (1969), entre otros, mediante técnicas de retroalimentación biológica.

Los síndromes clínicos que típicamente ilustran el proceso de conversión en la práctica médica son los siguientes:

1. Trastornos de funciones motoras, tales como parálisis, tics, convulsiones.

2. Trastornos de funciones sensoriales, tales como anestésicas, parestesias, ceguera, sordera y dolor.

3. Trastornos respiratorios, circulatorios, digestivos, que constituyen una expresión simbólica sea del impulso prohibido, de la defensa contra él o de ambos.

Aunque la conversión se ha considerado como típica de la neurosis histérica, los síntomas de conversión pueden presentarse en ausencia de otra psicopatología evidenciable. En contraste, es posible (e incluso frecuente) que pacientes con estructuras de personalidad claramente patológicas presenten alteraciones orgánicas diagnosticables y tratables con métodos médicos o quirúrgicos, siendo falsamente referidos como «funcionales» a causa de su personalidad.

Al efectuar la anamnesis de un síndrome de conversión, es frecuente descubrir que el paciente, o alguna persona próxima a él, presentó un cuadro similar en el pasado. La elección del síntoma parece estar condicionada por algunos factores de aprendizaje. En algunos casos más que una simbolización somática del conflicto, lo que se presenta en una *asociación* con un proceso patológico que tuvo lugar al mismo tiempo que se desarrollaba la versión original del conflicto.

Caso clínico. Un estudiante de 22 años, con historia de faringitis frecuente, presenta un cuadro de afonía casi completa con parálisis de cuerdas vocales y ligero enrojecimiento de la mucosa faríngea. La sintomatología parece haberse instaurado de manera más bien brusca, pocos días después de un examen en el que la calificación obtenida parece muy inferior a sus expectativas, y un día antes de la fecha prevista para entrevistarse con el profesor calificador. A pesar de la incapacitación, el paciente parece de buen humor, incluso bromista, y no experimenta excesiva ansiedad acerca de su síntoma, ni de sus calificaciones. Inicialmente, se interpreta el síntoma como una manera de evitar la expresión verbal de agresividad contra el profesor, que constituye para el paciente una figura paternal. Sin embargo, una anamnesis posterior más detallada revela que el paciente sufrió una cruenta amigdalectomía a la edad de cuatro años, coincidiendo con un período de relación ambivalente con su padre. Se descubrió asimismo que las faringitis de repetición se presentaban en momentos en que el paciente se sentía rebajado o disminuido («castrado», en terminología psicoanalítica) o en conflicto con personas de autoridad. Parece muy probable que en este paciente la elección del síntoma esté determinada más por la asociación mnémica entre conflicto con la figura paterna y amigdalectomía, aunque aspectos simbólicos de represión de la agresividad también contribuyan a su formación.

Trastorno psicosomático

En numerosas ocasiones, no es posible encontrar, significado simbólico a un síntoma funcional, y ni siquiera evidencia de una asociación temporal en el conflicto en una etapa previa de la vida. A estas situaciones, Finichel (1945) ha propuesto denominar *neurosis de órgano o neurosis viscerales*, concepto a partir de cual se ha ido paulatinamente elaborando el de trastorno psicofisiológico o enfermedad psicosomática.

Enfermedad psicosomática: La noción de una entidad morbosa discreta y netamente diferenciable de otras, del mismo modo que se habla de enfermedad renal, circulatoria, etc., es hoy día seriamente criticada. Revisando la literatura al respecto, es posible encontrar al menos cinco diferentes concepciones de *enfermedad o trastorno psicosomático*:

1. Psicogenicidad. La etiología de la afección radica en factores psicológicos, emocionales, o caracteriológicos. Esta definición implica una relación de causa a efecto entre ciertos factores psicológicos y una enfermedad determinada.

2. Alteración funcional. Esta definición es una versión elaborada de la psicogénica, y en ella se considera que los síntomas psicosomáticos son perpetuaciones inapropiadas de reacciones orgánicas que sirvieron, en su momento, para adaptarse o protegerse frente a algún estrés vital.

Tanto en el proceso de conversión, como en el proceso psicosomático, pueden llegar a superarse los límites establecidos para el síntoma funcional. Un síntoma de conversión crónicamente mantenido puede degenerar en manifestaciones patológicas físicamente observables, a causa, por ejemplo, de atrofia de los músculos servidores de

27

una función inhibida. Lo mismo se aplica al trastorno psicosomático, siendo en definitiva los límites entre función y estructura cuestión de fineza en nuestros métodos de observación.

3. Influenciabilidad psicológica. Es otra modificación de la definición psicogénica, en la que se prescinde del requerimiento etiológico, y se considera como psicosomática toda la enfermedad cuyo curso pueda ser influido de manera importante por factores psicológicos.

4. Especificidad. Según esta definición, una enfermedad es psicosomática cuando se asocia con una constelación específica de variables psicológicas. Flanders Dunbar (1943) describe el «perfil caracteriológico» como un conjunto de actitudes afectivas, modos de conducta y elaboraciones cognitivas, el cual se relaciona específicamente con determinadas entidades clínicas. Se puede así hablar de «la personalidad coronaria» (esto es, un tipo caracteriológico con gran disposición a sufrir de insuficiencia arterial coronaria), de la personalidad reumática, etc.

Alexander (1950) afirma que lo importante en la relación de especificidad no son las características psicológicas estáticas, sino los tipos de conflicto inconsciente. Este autor, con su teoría de la *inervación concomitante*, sostiene que un afecto, crónicamente reprimido a causa de un conflicto psíquico, induce modificaciones persistentes de la acti-

vidad nerviosa vegetativa, con pautas características de excitación simpática o parasimpática, y
alteración de la función, y eventualmente de la
estructura, en determinados órganos.

Basándose en su teoría, Alexander y sus colaboradores llegaron a describir siete enfermedades
que consideraron como típicamente psicosomáticas: Bronquitis asmática, hipertiroidismo, úlcera péptica duodenal, colitis ulcerosa, artritis reumatoide, hipertensión arterial esencial y neurodermatitis.

Graham (1962) refina aún más la relación de
especificidad, considerando que se establece
entre una cierta actitud y la respuesta fisiológica
correspondiente. Graham entiende por actitud la
propensión característica del individuo a actuar
de cierta manera, frente a ciertas circunstancias,
y considera que se trata de un rasgo estable, que
determina la propensión a ciertas enfermedades.
La especificidad es la definición que más influencia ha ejercido en el campo de la psicosomática,
hasta el punto que muchos autores insisten en
reservar el título de enfermedad psicosomática
exclusivamente para las descritas por Alexander.

5. Multicausalidad y fracaso de las defensas. Al
mismo tiempo que el organismo extrae de su
medio ambiente los materiales necesarios para su
conservación y desarrollo, sufre también una
serie de influencias desestabilizadoras. Mediante

29

una compleja organización de mecanismos
defensivos, el organismo puede adaptarse y con-
trarrestar la influencia desestabilizadora del
medio. Cuando estas defensas, o mecanismos
reguladores de la homeostasis, fracasan, se produce un estado de disfunción orgánica, que
puede ser considerado como de enfermedad.
Raramente un agente único lleva a este estado.
Generalmente, la enfermedad es consecuencia
de una combinación compleja de diversos factores. Esta consideración multifactorial distingue
entre *elementos patógenos* del medio, que ejercen
directamente su injuria, y *elementos sensibilizadores*,
cuya acción es indirecta, mediante debilitación
de las defensas del organismo. Así, un agente
patógeno, el virus del Herpes simple, no afecta
por igual a todos los individuos expuestos, sino
que causa mayores lesiones en aquellos cuyas
defensas están debilitadas por una situación de
estrés previa a la infección. Más adelante, en la
sección que trata del estrés y la homeostasis, se
ampliarán estos conceptos.

En el estado actual de conocimientos, no es posible
decidir cuál de las versiones de trastornos psicosomáticos mencionadas resulta más acertada. De hecho, es
posible encontrar en la práctica clínica ejemplos convincentes de cada una de las concepciones reseñadas.
Tal vez lo más sensato es llegar a la conclusión, con
Weiss (1974), de que lo importante no es clasificar a

una enfermedad como psicosomática o no, sino averiguar hasta qué punto las variables psicológicas son importantes en el desarrollo de un proceso patológico determinado en un paciente dado. Otro problema, corolario del anterior, es el de saber para qué pacientes, independientemente de la enfermedad que sufran, puede su estado psicológico adquirir una importancia preponderante.

Otra cuestión diferente, es la del funcionamiento de *mecanismos psicosomáticos*, que actúan de intermediarios desde la más alta actividad simbólica, radicada en la corteza cerebral, hasta los más elementales intercambios moleculares a nivel celular. Estos mecanismos intervienen en toda actividad del organismo, y están presentes en la génesis, desarrollo y recuperación de toda situación patológica.

ESTRÉS, HOMEOSTASIS
Y ENFERMEDAD

INTRODUCCIÓN

La palabra «stress» existe desde hace tiempo en el idioma inglés, pero fue empleada por primera vez en un contexto científico en 1911, por Walter Cannon. Este autor descubrió accidentalmente la influencia de factores emocionales en la secreción de adrenalina. Estudiando más detalladamente este efecto, Cannon desarrolló en el curso de los veinte años siguientes su concepto de la *reacción de lucha o huida*, respuesta básica del organismo a toda situación percibida como peligrosa, y en la que desempeña un cometido esencial de liberación de catecolaminas por la médula suprarrenal y las terminaciones nerviosas simpáticas.

Otro concepto fundamental elaborado por Walter Cannon en esta época es el de *homeostasis*. Anteriormente, Claude Bernard había formulado una ley fisiológica general de extraordinaria importancia, que puede resumirse en su aforismo: «La constancia del medio interno es la condición indispensable de la vida autónoma». Cannon denominó *homeostasis* al conjunto coordinado de procesos fisiológicos encargados de mantener esa constancia, regulando las influencias del medio externo y las respuestas correspondientes del organismo.

Estrés, término que Cannon aplicó en un principio a todo estímulo susceptible de provocar una reacción de lucha o huida, sirvió posteriormente para designar también a aquellos factores del medio cuya influencia exige un esfuerzo inhabitual de los mecanismos homeostáticos. Ocasionalmente, la capacidad adaptativa de estos mecanismos puede verse desbordada, iniciándose entonces una alteración en el equilibrio del medio interno. Cannon denominó *estrés crítico* al nivel máximo de estrés que un organismo puede neutralizar, sentando así las bases para el estudio de los efectos patógenos del estrés (Cannon, 1935).

En 1936, Hans Selye publica sus primeros trabajos sobre el *estrés*, que posteriormente definió como «la respuesta inespecífica del organismo a toda exigencia hecha sobre él». Es importante notar que, a diferencia de Cannon, Selye utiliza el término estrés para designar a la respuesta, y no al estímulo causante de la misma. Una confusión frecuente en la literatura sobre el estrés radica precisamente en el uso indistinto de la misma palabra para referirse a una influencia ambiental, a la reacción del organismo, e incluso a la relación entre ambas.

Síndrome general de adaptación

En sus primeros experimentos, Selye administró tóxicos muy diversos a animales de experimentación, observando en ellos una respuesta estereotipada y uniforme, consistente en la tríada: infartos e hiperplasia de la corteza suprarrenal, atrofia de timo y ganglios linfáticos y ulceración de la mucosa gastro-duodenal. Estos efectos, o estrés biológico, están relacionados con la producción masiva de corticoesteroides.

Si el estímulo estresante persiste, aparece el *Síndrome general de adaptación*, definido por Selye como «La suma de todas las reacciones inespecíficas del organismo consecutivas a la exposición continuada a una reacción sistemática del estrés». Este síndrome se caracteriza en su desarrollo por tres fases consecutivas:

- En la primera, o *reacción de alarma*, tras un tiempo de inhibición o «shock», la respuesta del organismo se produce con gran intensidad, depleccionándose la corteza suprarrenal de su contenido de corticoides, y predominante un estado catabólico general, con hemoconcentración e hipocloremia.
- En la segunda fase o *estadio de resistencia*, la corteza acumula gran cantidad de gránulos repletos de corticoides, con predominio de los procesos anabólicos generales, recuperación del peso normal, hemodilución e hipercloremia.
- Si el estímulo estresante persiste, se llega a la tercera fase, o *fase de agotamiento*, en la que se reprodu-

cen, con mayor intensidad, los fenómenos iniciales de la reacción de alarma, acaeciendo finalmente la muerte por exhausción total de las defensas.

Enfermedades de adaptación

Aunque la reacción de estrés es, en principio, expresión de las funciones adaptativas del organismo, puede, en determinadas circunstancias, causar o favorecer, por sí misma, la instauración de procesos patológicos, para los que Selye ha propuesto el nombre de enfermedades de adaptación. Estas alteraciones se relacionan con la fase de alarma o con la fase de agotamiento del síndrome general de adaptación, y ejemplos típicos de ellas son la úlcera péptica y la cardiopatía isquémica. Las ulceraciones de la mucosa gástrica y duodenal, incluidas por Selye es su tríada original, ya habían sido observadas en situación de estrés por otros médicos, como Curling. Estas lesiones parecen estar relacionadas con una hipersecreción de pepsinógeno, que acompaña a la elevación de ACTH, características de la situación de estrés. La vasoconstricción de la mucosa gástrica, consecutiva a la estimulación simpática generalizada descrita por Cannon, también contribuye a la formación de úlceras gastro-duodenales.

La cardiopatía isquémica es un buen ejemplo no solamente de enfermedad de adaptación, sino, también, del concepto de pluricausalidad de la enfermedad. En estudios experimentales, Selye ha demostrado cómo la necrosis por isquemia del músculo cardíaco se produce por una combinación de hipokalemia, hiperlipidemia y aumento de la demanda cardíaca, fenómenos todos ellos característicos de la reacción del estrés. La modificación de alguno de estos factores puede evitar o paliar los efectos del estrés sobre el miocardio, y así Selye ha conseguido reducir la importancia de lesiones miocárdicas en animales estresados simplemente con administración de cloruro potásico.

El punto central de la teoría de Selye es la inespecificidad de la respuesta, que él postula como uniforme para todos los estímulos estresantes, del orden que sean. Mason (1971) ha puesto en entredicho esta concepción, demostrando experimentalmente que diferentes circunstancias estresantes evocan diferentes respuestas endocrinas. Así, por ejemplo, mientras que el estrés calórico por enfriamiento evoca aumento de los 17-hidroxicorticoides urinarios, el calentamiento produce una reacción contraria, con disminución de la excreción de 17-hidroxicorticoides, a pesar de que la teoría de Selye predice que los efectos sobre el eje hipofisarioadrenal habrían de ser los mismos.

Quizá la transcripción resumida de un protocolo experimental de Mason ayude a comprender la discrepancia de resultados:

La deprivación de alimentos puede considerarse como un estímulo estresante, ya que exige un esfuerzo de la capacidad de adaptación del organismo. En un primer estudio sobre la reacción de estrés al ayuno, dos monos fueron deprivados de comida (pero no de agua) durante tres días, mientras sus compañeros que servían de control eran alimentados normalmente. Conforme cabía predecir, según la teoría del estrés de Selye, los dos monos en ayuno presentaron elevación marcada de los 17-OH-corticoides urinarios. Sin embargo, varios factores, independientes de la deprivación de alimento en sí, pero relacionados con la situación de ayuno, parecieron contaminar la experiencia. En un segundo estudio se intentó controlar esos factores, apartando a los dos monos estudiados de los demás, y suministrándoles bolas de celulosa coloreadas y edulcoradas, sin valor alimenticio. Se eliminaron así dos posibles fuentes de estrés emocional: Las molestias causadas por los otros monos, no debilitados por el ayuno, y la sensación desagradable de vacío en el tracto digestivo, manteniendo en cambio el estrés original de deprivación alimenticia. En estas condiciones, no se observó modificación de la excreción de 17-OH-corticoides.

Mason afirma que la activación de la corteza suprarrenal es secundaria a la reacción psicológica del sujeto frente a un estímulo desagradable, y no necesariamente al estímulo en sí. Según él, los fenómenos endocrinos descritos por la escuela de Montreal se explican por la contaminación sistemática de sus experimentos por el estrés emocional, y no por la existencia de una reacción inespecífica y general a toda injuria o exigencia sobre el organismo.

La crítica de Mason no invalida los resultados de Selye, sino que los sitúa en una nueva luz, destacando la importancia de factores emocionales en la respuesta de estrés. Es la *interpretación* de un estímulo como nocivo lo que determina la activación del eje simpático-méduloadrenal, descrita por Cannon, y la del eje hipofiso-corticoadrenal, descrita por Selye.

Mason introdujo también el estudio de múltiples respuestas hormonales al estrés, diferenciando dos fases integradas y recíprocamente inervadas en la reacción psicoendocrina, caracterizada por una secuencia bifásica catabólico-anabólica en respuesta al estrés psicosocial. En la primera fase, aumenta la secreción de sustancias con actividad catabólica periférica, tales como cortisol, catecolaminas, y hormona tiroidea, suprimiéndose la producción hormonal anabólica (insulina, estrógenos, andrógenos...).

Durante la segunda fase, que normalmente se inicia cuando el estímulo psicológico deja de actuar, el grupo de hormonas catabólicas vuelve a sus niveles basales, mientras se restablece la secreción de las anabólicas, frecuentemente por encima de sus valores habituales.

CATECOLAMINAS Y ESTRÉS

Las catecolaminas desempeñan un papel esencial para la regulación general del organismo. Sus funciones a nivel central derivan de su empleo como neurotrans-

39

misor por grupos neuronales especializados en la regulación de comportamiento y de la secreción neuroendocrina. A nivel periférico, sus efectos más conocidos son aquellos sobre el sistema cardiocirculatorio y el metabolismo. La reacción catecolaminérgica periférica frente al estrés psicosocial consiste en aumento de catecolaminas circulantes, liberadas por la médula suprarrenal, y aumento de la actividad del sistema nervioso simpático.

Ya hemos visto cómo Cannon descubrió la hiperactividad del sistema simpático-adrenal inducida por el estrés, considerando que la intensidad de estrés podía ser medida por la intensidad de la respuesta adrenérgica. La médula de la glándula suprarrenal deriva de la cresta neural y es de hecho parte integral del sistema nervioso. Las células cromafines de la médula suprarrenal pueden considerarse como neuronas simpáticas especiales, con su correspondiente inervación preganglionar de fibra colinérgica larga, que en vez de emitir prolongaciones axónicas vierten su contenido catecolamínico directamente en la sangre circulante. Wurtman (1971) propone denominar a células de este tipo transductores neuroendocrinos, porque realmente suponen una transición entre los sistemas nervioso y endocrino. Sin embargo, aunque por mucho tiempo se ha creído que el control neurogénico simpático es el único existente sobre las células cromafines de la médula suprarrenal, Wurtman y Axelrod (1970) han demostrado la existencia de un control hormonal, mediante la interacción funcional entre corteza y médula suprarrenales. Así, la actividad del enzima feniletanolamina-n-metil-transferasa (PNMT) es aumentada por los glucocorticoides, elevando así el ritmo de producción de catecolaminas. Kopin (1976) ha demostrado, por otra parte, que el enzima dopamin-ß-hidroxilasa (DBH) aumenta en la médula suprarrenal durante el estrés por estímulo tanto de los glucocorticoides como del ACTH. El enzima tirosin-hidroxilasa (TH), en cambio, sólo es influido por el ACTH, no teniendo los glucocorticoides ningún efecto apreciable sobre su actividad. La estimulación neurogénica simpática puede también aumentar la actividad de TH hasta tres veces sobre su nivel de estrés, siendo esta influencia un poco menor sobre el enzima DBH.

La elevación en la actividad de estos enzimas, resultante de una exposición relativamente corta al estrés, puede durar varios días. En animales entrenados a hacer frente a un estrés específico, la repetición del mismo lleva a una rápida y sostenida elevación de la actividad enzimática y del nivel de catecolaminas plasmáticas. De la misma manera que la secreción de la corteza suprarrenal puede cesar tras un estrés prolongado al llegar a la fase de agotamiento descrita por Selye en el síndrome general de adaptación, la producción de catecolaminas también puede decaer durante la exposición a un estrés intenso y prolongado (Matlina, 1976). Cuando esto sucede, la resistencia al estrés ha llegado al límite, y si se prolonga sobreviene la muerte. La habituación previa a un estrés específico aumenta la capacidad para soportarlo en exposiciones posteriores, siendo más eficaz, a efectos de entrenamiento, la exposición repetida a un estrés intenso, pero de corta duración, que la exposición continuada a un estrés de mediana o pequeña intensidad (Le Blanc, 1976).

A nivel central, la reacción de estrés se caracteriza por un aumento de producción y liberación sináptica de catecolaminas, con disminución de su catabolismo por inhibición del enzima monoaminooxidasa (Nodigh, 1976). El aumento de actividad catecolaminérgica en la región tubero-infundibular y eminencia media hipotalámica se traduce en aumentos en la secreción de la hormona prolactina, la hormona del crecimiento, y la hormona estimulante de la tirotropina (TRH).

LEY GENERAL DEL ESTRÉS

Paradójicamente, la ausencia o disminución brusca de estímulos puede ser, en sí misma, estresante. Sin llegar a los extremos de la deprivación sensorial absoluta, Tygranyan (1976) ha demostrado este principio, manteniendo a un grupo de voluntarios en reposo en cama durante siete semanas. Aunque en la primera semana se produjo una ligera disminución de catecolaminas y corticoides circulantes, los niveles de adrenalina iniciaron un ligero aumento en la segunda semana, y todas las hormonas de estrés se elevaron notablemente a partir de la mitad del estudio. La conclusión de los investigadores fue que, una vez satisfechas las necesidades de descanso de los sujetos (soldados del ejército ruso en período de entrenamiento, en este caso), el reposo absoluto constituye una situación de estrés más importante que el ejercicio moderado.

Como veremos más adelante, parece que el organismo está preparado para encontrar un cierto grado de estimulación ambiental, y que a niveles superiores o inferiores al idóneo es necesario un esfuerzo extra para mantener el funcionamiento adecuado de los procesos fisiológicos.

Combinando las teorías de Cannon y Selye, podemos formular la siguiente *ley general del estrés*: Cuando la influencia del ambiente supera o no alcanza las cotas en las que el organismo responde con máxima eficiencia, éste percibe la situación como peligrosa o desagradable, desencadenándose una reacción de lucha-huida, y/o una reacción de estrés, con hipersecreción de catecolaminas y cortisol. Hans Selye reconoce implícitamente esta interpretación cuando introduce los conceptos de «eustres» y «distres», correspondiéndose el primero con la respuesta a la estimulación idónea, y el segundo con la respuesta a la estimulación excesiva o insuficiente.

ESTRÉS PSICOLÓGICO

Junto al concepto de estrés biológico, definido por Selye, otros autores se han preocupado de deslindar lo

43

que se ha dado en llamar «estrés psicológico», que Engel (1962) define de la siguiente manera:

> «Todo proceso, originado tanto en el ambiente exterior como en el interior de la persona, implica un apremio o exigencia sobre el organismo, y cuya resolución o manejo requiere el esfuerzo de los mecanismos psicológicos de defensa, antes de que sea activado ningún otro sistema.»

En un intento de englobar ambos enfoques, biológico y psicológico, que son, en definitiva, aspectos parciales de un proceso vital único, hemos definido el *estrés vital* como «conjunto de modificaciones en el funcionamiento basal del organismo, directamente atribuibles a la eliminación, o adaptación a estímulos nocivos o peligrosos, reales o imaginarios».

Trauma psíquico

El concepto de trauma psíquico, desarrollado desde un campo muy distinto, ha terminado por converger con el del estrés. Utilizado por Breuer y Freud en 1893 para explicar la génesis de la neurosis histérica, fue entonces definido como «toda experiencia evocadora de emociones desagradables, tales como pánico, angustia, vergüenza o dolor físico». Posteriormente, esta definición fue elaborada y expresada en términos más generales:

> «Una experiencia es traumática cuando, en un corto lapso de tiempo, produce una sobrecarga de excitación neuronal que no puede ser disipada de la manera habitual, dando como resultado alteraciones permanentes en la distribución de la energía psíquica.»
>
> (Freud, 1916)

Con ligeras variantes y adaptaciones, la concepción freudiana del traumatismo psíquico es todavía válida, aunque es ampliamente reconocido que traumas mínimos, incapaces de desbordar aisladamente los mecanismos psicológicos de defensa, pueden conducir a efectos patógenos si se acumulan o actúan repetida e insistentemente. El paralelismo con el estímulo estresante es tan marcado, que podemos definir el *trauma psíquico como todo estímulo que exige un esfuerzo de los mecanismos psicológicos de defensa, o como el estímulo específico desencadenante de la reacción de estrés psicológico.*

En ocasiones, una circunstancia traumática puede no ejercer efectos inmediatos, provocando sin embargo una intensa reacción tardía. Este fenómeno, o *trauma retrospectivo*, obedece a dos tipos fundamentales de mecanismos: El primero, y más simple, consiste en la retención en la memoria de un suceso cuyo verdadero significado no es comprendido hasta mucho más tarde, adquiriendo entonces su cualidad traumática. Un ejemplo típico es el del soldado que, en situación de completa seguridad, experimenta una reacción de pánico al enterarse de que un terreno que había atravesado estaba minado. Cuando actúa el segundo mecanismo, sería quizá más propio aplicar la expresión «trauma retardado» en lugar de trauma retrospectivo. En realidad, los efectos del trauma en este caso son inmediatos, evocando una intensa acción defensiva del organismo, desde el primer momento. Sin embargo, al consistir esta defensa en represión masiva de la calidad traumática del evento, no hay manifestaciones aparentes de estrés, excepto un cierto aire distraído e indiferente, que en su grado extremo es fácilmente reconocible como patológico. Las representaciones mnémicas de la experiencia permanecen encapsuladas fuera de la consciencia, hasta que un fallo en los mecanismos de represión enfrentan al sujeto bruscamente con los aspectos traumáticos reprimidos. Es éste el caso de ciertas reacciones de duelo, que se presentan intensamente muchos años más tarde, cuando la reacción inmediata había sido mínima o ausente. Es también frecuente, en el caso de accidentes o riesgo grave de muerte, que el sujeto no reaccione emocionalmente en el momento, sino después de un cierto lapso de tiempo, sirviendo aquí el mecanismo descrito una función protectora.

Las causas que determinan la aparición tardía de este efecto son complejas, como puede ilustrarse en el caso de un judío francés, a quien tuve ocasión de tratar durante mi estancia en Montreal. Este paciente inició un abigarrado cuadro de angustia, con disnea, palpitaciones y cefaleas intensas, pocos días después de un pequeño incendio en su fábrica. En el curso del tratamiento por psicoterapia autógena, se vio claramente la relación del cuadro con sus fantasías sobre la muerte de su padre en un campo de concentración nazi, y con la reactivación de sus propias experiencias hasta que consiguió huir al Canadá. Quizá un importante factor desencadenante fue el hecho de que acababa de cumplir cincuenta y dos años cuando se produjo el incendio, precisamente la edad que tenía su padre al morir incinerado.

Trauma negativo. Para el desarrollo normal de la personalidad es precisa la existencia de ciertas circunstancias típicas, que actúen en momentos claves de este desarrollo. La conspicua ausencia de una de tales experiencias constituye un evento traumático que podemos calificar de negativo, consistiendo el trauma no en la hiperexcitación de los mecanismos propios del aparato psíquico, sino en la ausencia o deficiente formación de canales que orienten la descarga de determinada pulsión.

Estímulo simbólico

En seres dotados de memoria, un estímulo puede ejercer su influencia indirectamente, evocando el recuerdo de otro estímulo anterior.

Un estímulo simbólico no es activo por sí mismo, sino en función de aquello que representa o con lo que se asocia. En el hombre, una inmensa mayoría de reacciones de estrés psicológico son desencadenadas por estímulos de este tipo.

Un estímulo más o menos indiferente puede adquirir cualidad traumática en virtud de su similitud o asociabilidad con otra circunstancia naturalmente estresante. Esta asociación puede también efectuarse por mera contigüidad temporal o espacial, según un mecanismo bien conocido de reflejos condicionados.

Una gran variedad de circunstancias ambientales, sociales e interpersonales son susceptibles de evocar la reacción de estrés por estímulo simbólico. Lo que ordinariamente se conoce como *responsabilidad* es una de tales circunstancias. Así, el mero requerimiento a la preparación de un informe, eleva el ritmo cardíaco y la secreción de corticoides en ejecutivos, de manera análoga ha sido observado en pilotos de guerra antes de entrar en combate (Levi, 1972). En un estudio experimental, Brady (1958) sometió a una pareja de monos a descargas eléctricas intermitentes, que podía interrumpir uno de ellos apretando una palanca. Este «mono ejecutivo», responsable único del bienestar de ambos, fue el que desarrolló mayores lesiones gastrointestinales, en comparación con su compañero pasivo. Sin embargo, la total ausencia de responsabilidad puede ser, en sí misma, estresante, mientras que un cierto *grado de control* sobre las circunstancias disminuye el grado de estrés inducido por éstas. Weiss (1971) repitió el experimento de Brady con ratas, introduciendo una importante modificación: la rata ejecutiva era prevenida por una señal segundos antes de la descarga eléctrica, pudiendo así evitarla a tiempo pulsando la palanca. En estas circunstancias, los efectos nocivos del estrés resultaron ser menores en la «rata ejecutiva», quizá porque su compañera indefensa sufría el estrés adicional de la incertidumbre.

En seres humanos se observaron resultados similares, con reducción de la reacción de estrés al tener el sujeto acceso a los mecanismos de control del estímulo estresante, incluso cuando su dominio de los mismos no llega a ser total, o es meramente ilusorio (Gal, 1975). Este efecto se ve influido por la orientación básica del individuo en cuanto al control, siendo tanto más marcado cuanto mayor es su hábito o deseo de controlar sus circunstancias. Sujetos que no se consideran en absoluto capaces de controlar su ambiente pueden incluso mostrar el efecto opuesto: incremento de la reacción de estrés al responsabilizarlos del control de un estímulo estresante (Lundberg, 1978).

Las relaciones interpersonales, o mejor, la intensidad de la interacción, puede ejercer un poderoso efecto estresante, siendo la mera presencia de otros con los que relacionarse suficiente para que aumente la excreción de 17-OH-corticoides (Mason, 1968). Según este autor, la elevación del nivel de corticoides no parece relacionada con un estado afectivo específico, sino que puede considerarse como un índice relativamente inespecífico de activación emocional e interacción con el medio. La secreción de catecolaminas parece tener mayor especificidad, con tendencia al aumento de noradrenalina cuando una situación estresante contiene elementos

49

conocidos y evitables, predominando en cambio el de adrenalina cuando la situación es impredecible o incontrolable. Esta secreción diferencial de catecolaminas ante el estrés concuerda con otros estudios en los que se muestra como afectos agresivos, susceptibles de ser movilizados cuando la situación estresante es atacable, se acompañan de mayor producción de noradrenalina, mientras que la angustia, propia de una situación impredecible, se acompaña de una mayor secreción proporcional de adrenalina (Elmadjian, 1958).

En el extremo opuesto, la rotura brusca de relaciones interpersonales, bien de forma real, por separación física, o simbólica, por retraimiento o enfado, también induce una reacción de estrés, hasta tal punto intensa que ha sido relacionada con el aumento de mortalidad en el primer año de viudez (Ward, 1976).

Bloqueo de las pulsiones

El organismo no es pasivamente reactivo frente al medio, sino que posee un programa de desarrollo intrínseco, y una fuerza instintiva propia que denominamos pulsiones. Los bloqueos en el desarrollo de ese programa genético, o en la satisfacción de las pulsiones, pueden constituir serios factores estresantes. De ahí, los efectos psicológicos nocivos de una educación rígida, de la carencia material extrema y de situaciones que impidan la satisfacción de las justas aspiraciones individuales.

Trabajo y estrés

Parece hoy bien establecido que el trabajo excesivo resulta estresante sobre todo cuando se acompaña de un sentido de urgencia y limitación temporal.

Una actividad laboral, incluso intensa y de larga duración, resultaría relativamente poco estresante si no fuera por la gran proporción de estimulación simbólica nociva que habitualmente lleva aparejada, como excesiva responsabilidad, inseguridad, relaciones interpersonales frustrantes, etc. La monotonía y alienación producida por ciertos tipos de trabajo industrial son también factores de estrés dignos de ser tenidos en consideración, ya que impiden la gratificación y satisfacción sublimatoria de pulsiones factibles en ocupaciones más creativas.

A ello se ha de añadir factores estresantes de tipo físico, como polución, ruido, iluminación artificial, desestructuración del ritmo circadiano en ocupaciones que exigen turnos de noche, etc. (Arana, 1977).

ESTRÉS Y CAMBIO

La introducción de nuevas variables en una actividad habitual se acompaña de aumentos transitorios en la actividad de la corteza suprarrenal, que parecen más en relación con la novedad de esos elementos que con la dificultad que entraña su manejo. De hecho, una reacción transitoria de estrés puede observarse incluso cuando los elementos añadidos facilitan la tarea (Mason, 1968). Otros estudios muestran cómo obreros que cambian de trabajo experimentan elevación de la presión arterial durante el tiempo que tardan en acostumbrarse a su nuevo empleo (Kiritz, 1974). En un estudio de gran envergadura, controlando variables tales como dieta, edad de los padres, hábito de fumar y beber, etc., se ha descubierto que personas con tendencia a cambios de residencia y trabajo tienen una incidencia de insuficiencia coronaria hasta tres veces superior que sujetos más estables (Kiritz, 1974). Esta influencia de los cambios vitales en la salud no se limita a las llamadas «enfermedades de estrés», sino que las exigencias de la adaptación a nuevas condiciones psicosociales parecen de tal manera sobrecargar las defensas generales del organismo, que prácticamente cualquier trastorno, de tipo médico o psiquiátrico, tiene mayores posibilidades de presentarse tras un período de intenso estrés psicosocial (Rahe, 1978).

Es importante señalar que, según Rahe, estreses pequeños, pero numerosos, pueden acumularse hasta producir efectos similares a los de un estrés único intenso. Este autor, junto con Holmes, ha elaborado una escala de posibles sucesos que requieren un reajuste vital, asignando un valor relativo a cada uno de ellos, según su importancia. La suma total de puntos adquiridos en un período de tiempo comprendido entre seis y dos años es lo que determina la carga de estrés psicosocial, siendo mayores las posibilidades de enfermar a mayor puntuación.

Desde otro punto de vista, todo cambio exige la renuncia a la situación anterior, y toda pérdida, aunque la unión con el objeto perdido fuera ambivalente, produce una reacción de duelo que sabemos estresante. En este sentido, es oportuno mencionar los trabajos de Engel y Schmale, que describen una alteración de corte depresivo, caracterizado por profundos sentimientos de incapacidad y desaliento, como factor desencadenante o agravante de las enfermedades más diversas. Investigadores en los aspectos psicofisiológicos del cáncer (Le Shan, 1966; Holland, 1973) parecen confirmar estos hallazgos para esa enfermedad, demostrando que las posibilidades de contraerla aumentan en el período inmediatamente posterior a la pérdida de un objeto importante, persona querida, posición, etc., o simplemente, al abandono de una ilusión o proyecto de vida esencialmente importante. El incremento de morbilidad tras la pérdida de un ser querido es tan significativo, que el servicio de salud británico recomienda a sus médicos de cabecera que presten especial atención a los viudos o viudas de un sector, pues éstos tienen mayor predisposición a enfermar, y cuando lo hacen siguen peor curso que personas comparables que no están en duelo (Ward, 1976).

INFORMACIÓN Y ESTRÉS

En la producción de estrés psicológico o psicosocial no cuenta solamente la naturaleza del estímulo, sino también su intensidad, variabilidad y frecuencia. Lipowski (1975) ha elaborado toda una teoría psicosomática basándose en los efectos estresantes de la sobrecarga de información. La capacidad de procesar toda la información captada del medio es limitada, y, de hecho, la filtración selectiva de la misma parece ser un mecanismo de adaptación necesario y eficaz (Delclaux, 1977). La vida actual del hombre en las sociedades industrializadas, con su intensa estimulación social y la producción masiva de símbolos y mensajes, está sin duda sometida a una cantidad de información muy superior a la idónea. El mecanismo de defensa más habitual en estos casos parece ser la simple evitación o negación, como cuando grupos de extraños se apretujan en un ascensor o en un autobús, pretendiendo no darse cuenta de la presencia de los demás y negándose mutuamente los signos habituales de reconocimiento de la presencia del otro.

Un factor sobreañadido del exceso de información es la aceleración del cambio cultural y de las escalas de valores, con la consiguiente exigencia en las capacidades de adaptación y aumento del riesgo de enfermedad por agotamiento inespecífico de las defensas. Paradójicamente, la evitación de la información excesiva puede también ser estresante de manera secundaria, pues aunque se evita el estrés de la sobrecarga de estímulo, la preparación para la nueva situación cultural que va resultando es menor, y las dificultades de adaptación, por tanto, mayores.

Finalmente, es importante reseñar la importancia de la excesiva estimulación puramente física, tan frecuente en nuestras ciudades, como ruido, luminosidad artificial, etc. Con respecto al ruido, McLean (1977) muestra que, aunque el ruido extemporáneo produce molestias psicológicas y aumento de morbilidad psiquiátrica, un 95% de los sujetos logran acostumbrarse a él al cabo de cierto tiempo, probablemente gracias al desarrollo de mecanismos de inhibición selectiva de la atención a ese tipo de información innecesaria. Sin embargo, un 5% de los sujetos no muestran signos fisiológicos de acostumbramiento al ruido, y para ellos la exposición al mismo constituye un riesgo importante, con grave riesgo de desarrollar síntomas de tipo somático, psicológico o conductual.

ESTRÉS Y RITMOS BIOLÓGICOS

La composición del medio interno, al igual que la secreción de las diversas hormonas reguladoras de su dinámica, no es constante en el tiempo, sino que varía de manera cíclica, aun en ausencia de otros factores modificadores. La capacidad de autorregulación del organismo, su tolerancia a modificaciones del medio interno, y su eficacia defensiva, varían bajo la influencia de estos ritmos biológicos, cuya frecuencia puede oscilar desde unas horas hasta meses. La sincronización de los ritmos correspondientes a distintas funciones es esencial para el funcionamiento óptimo global del organismo, siendo muy probable que el estrés, además de inducir los fenómenos psicoendocrinos descritos, facilite o provoque un estado de sincronización entre ciertos ritmos neuroendocrinos, así como entre éstos y los ritmos ambientales (día-noche, etc.). Fernández-González (1980) hace una amplia exposición de los ritmos biológicos y su posible participación en la producción de trastornos psicosomáticos en su «Cronología y Psiquiatría».

De todos los ritmos biológicos, el más obvio y mejor conocido es el ritmo vigilia-sueño, y existe cada vez mayor evidencia de que estados de desincronización de este ciclo resultan en una disminución de las capacidades adaptativas, una mayor sensibilidad al estrés y un aumento de la predisposición a trastornos psicosomáticos. Inversamente, situaciones diurnas de estrés pueden producir exagerada inestabilidad autonómica durante la fase de movimientos oculares rápidos del sueño (sueño REM), desincronizando fácilmente los ritmos neuroendocrinos y neurofisiológicos, con el consiguiente desajuste homeostático. Vela Bueno (1980) trata extensamente este problema en «El sueño y sus trastornos».

ESTRÉS Y ESTADOS DE CONCIENCIA

Cada estado de conciencia viene definido por la interacción o equilibrio específico establecido entre sistemas activadores e inhibidores diencefálicos, y sus proyecciones reticulares y corticales. El estrés puede alterar este equilibrio, induciendo un cambio en el estado de conciencia. Habitualmente, los efectos del estrés concluyen en activación de los mecanismos ergotrópicos localizados en las áreas posteriores del hipotálamo, pero ocasionalmente pueden activar mecanismos trofotrópicos, localizados en regiones anteriores del mismo. En el primer caso, se produce un aumento de la vigilancia y de la excitabilidad general del sistema nervioso simpático, pudiendo inducirse ciertos estados alterados de conciencia. En el segundo caso, se desencadena la reacción de conservación-inhibición de Engel, con disminución de la vigilancia y tendencia a la somnolencia.

La relativa influencia de una situación de estrés en la modificación del estado de conciencia y en la aparición de procesos primarios de pensamiento, depende de la personalidad del paciente y del contexto general en el que se experimenta el estrés (Horowitz, 1974). Ejemplos de alteración de la conciencia por estimulación estresante pueden hallarse en las ceremonias de los derviches y otras sectas mágicas, como los practicantes del vudú, en las que la danza, el ruido, y la general excitación del ambiente favorecen la inducción de diversos estados de trance. Un efecto similar, aunque por mecanismo opuesto, es el producido por la ausencia de estimulación, que ya hemos visto puede resultar estresante, tal como se demuestra en experimentos de deprivación sensorial (Solomon, 1971).

El sueño es, de todos los estados de conciencia, el más intensamente estudiado hoy en día. Lejos de ser un estado pasivo, el sueño da la oportunidad al organismo de poner en funcionamiento numerosos procesos de recuperación y asimilación. Alteraciones en el sueño influyen en la reactividad al estrés, e, inversamente, experiencias estresantes modifican el desarrollo normal del sueño. De todas las fases del sueño, la aparentemente más relacionada con el estrés es la fase paradójica de movimientos oculares rápidos (fase REM), caracterizada por marcada inestabilidad neurovegetativa, además de por intensa actividad onírica. La deprivación de sueño REM (despertando a los sujetos cuando entran en esta fase) resulta en disminución de la capacidad de adaptación al estrés psicológico al día siguiente (Greenberg, 1972). Por otra parte, Hartman (1973) señala que un aumento de las necesidades de sueño, especialmente sueño REM, se registra después de días de estrés, preocupaciones o intenso aprendizaje.

La labilidad neurovegetativa propia de la fase REM del sueño hace que el organismo sea más sensible a influencias estresantes. Por otra parte, el sueño es un estado de receptividad disminuida a los estímulos externos, cumpliendo la actividad onírica una función protectora extra. La adaptación a experiencias traumáticas recientes y la formulación de soluciones para problemas vitales inmediatos es una de las funciones psicológicas principales de los sueños (Levitan, 1970; Vogel, 1978), pero en ocasiones esta función falla, convirtiéndose la actividad onírica en fuente de estrés. La combinación de labilidad vegetativa y sueños estresantes puede precipitar ataques de angina de pecho, migraña, asma, etc., en pacientes predispuestos. Vela Bueno (1980) hace un tratamiento más amplio de este problema, en el contexto de las alteraciones generales del sueño, en «El sueño y sus trastornos». Notas adicionales sobre la relación de actividad onírica y procesos psicosomáticos pueden hallarse en el epígrafe de «La personalidad psicosomática» (pág. 98).

HOMEOSTASIS Y ENFERMEDAD

Niveles de organización

El desarrollo y organización del comportamiento de los seres vivos está regulado por sistemas jerárquicamente relacionados, que van desde el molecular-subcelular hasta el suprapersonal o social, pasando por la consideración global del individuo como un todo único. El estudio de aspectos aislados de esta organización sistemática ha de darnos, por fuerza, una visión parcial, y siempre hemos de tener en cuenta que el funcionamiento a ese nivel concreto está influido por información procedente de suprasistemas y subsistemas del mismo. El premio Nobel Szent-Gyorgyi (1969) expresa bien esta idea cuando dice: «Ahora sé que todos los niveles de organización son igualmente importantes, y que es preciso conocer algo de cada uno de ellos si queremos entender la vida». Tanto el estudio aislado de la biología molecular como de la psicología pura o de la sociología son incapaces de dar una explicación final de los fenómenos que observan. Para complicar más las cosas, el individuo se encuentra inmerso en un medio externo con influencias más o menos sistematizadas de tipo ambiental y social. La transmisión de información de unos a otros niveles, la programación del funcionamiento del organismo a cada nivel y el estudio de las relaciones entre ellos, constituye el objetivo de la teoría general de sistemas, imprescindibles para comprender los fenómenos psicosomáticos, ya que la psicosomática es precisamente la única ciencia cuyo fin es el estudio de las interrelaciones entre procesos psicológicos, sociales y biológicos.

La conceptualización básica de la Psicosomática actual requiere considerar la estructura total del individuo como una unidad, o psicosoma, en el que los procesos psicológicos y fisiológicos están indisolublemente unidos. Sin embargo, y para evitar confusiones, hemos de tener en cuenta que las leyes que gobiernan el desarrollo de ambos procesos son diferentes, así como diferentes los métodos empleados para observarlos.

FIGURA 1. **Relación de unidad psicosomática humana con su medio ambiente**

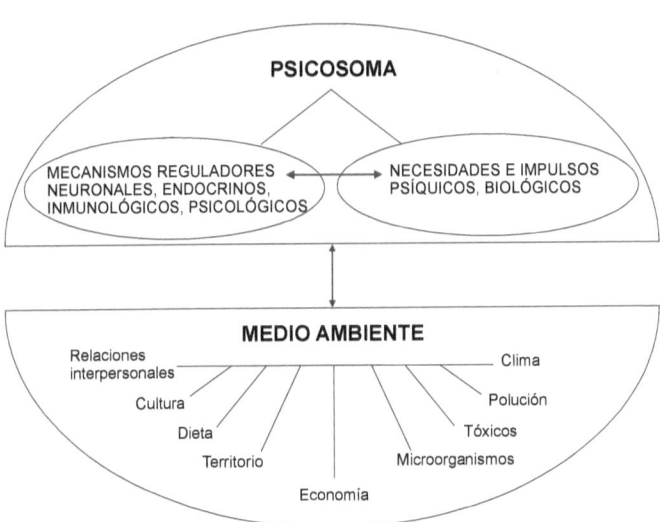

González de Rivera, 1980

Inherentes al psicosoma son los impulsos necesarios para su conservación, desarrollo y reproducción, así como los mecanismos reguladores encargados de mantener la constancia del medio interno.

Mientras el medio ambiente es la fuente de estimulación y nutrición imprescindible para el desarrollo del individuo, en el medio interno de éste están contenidos el código y el impulso que han de regir tal desarrollo. En tanto que las influencias desestabilizadoras del medio ambiente y las propias alteraciones producidas por el

61

desarrollo y ritmos intrínsecos pueden alterar el equilibrio del medio interno, diversos mecanismos reguladores son necesarios para mantener la homeostasis.

La programación genética del individuo parece encaminada a asegurar el funcionamiento idóneo del organismo, que puede considerarse como sano cuando es capaz de funcionar, satisfaciendo sus necesidades, respondiendo a las exigencias del medio ambiente, a las de su propio medio interno, y prosiguiendo su desarrollo biológico y cultural.

Ley general de la homeostasis

Ya hemos visto cómo, frente a la acción potencialmente desestabilizadora del medio y de su propio desarrollo, el organismo cuenta con mecanismos reguladores encargados de mantener la homeostasis de su medio interno. Este concepto de homeostasis, tal como Cannon lo formuló, implica un equilibrio dinámico, sostenido por la dialéctica constante de la cinética interna y las variaciones del medio exterior. Es erróneo interpretar la homeostasis como un principio de constancia estática, pues en realidad se trata de un continuo cambio en busca de las condiciones internas más favorables para el mantenimiento de la vida autónoma y el desarrollo del programa genético específico del individuo. Son las influencias del medio y los desequilibrios producidos por el propio desarrollo individual los que alteran continuamente los valores de las llamadas constantes fisiológicas. Afortunadamente, el organismo tiene una cierta tolerancia a las variaciones de estas constantes, siendo realmente la regla una pequeña variación, en más y en menos, en torno a un valor central idóneo. Una variación por encima de estos límites tolerables produciría enfermedad, lesión o muerte, en un plazo más o menos corto, según la importancia de la alteración. Este fenómeno está bien claro en el caso de un estrés que brutalmente altere el valor de ciertas constantes fundamentales, como por ejemplo la deprivación de oxígeno o la interrupción brusca del riesgo cerebral. Menos evidente es la influencia de un estrés moderado pero continuo, tal como suele ser el estrés psicosocial. Sin embargo, las observaciones epidemiológicas que relacionan el estrés psicosocial y la reacción emocional exagerada, por un lado, y la aparición de las enfermedades más diversas, por otro, parecen poner en evidencia la potencialidad patógena de pequeñas desviaciones en el equilibrio homeostático idóneo. Esta relación puede expresarse de manera esquemática en la siguiente fórmula matemática:

$$E = \frac{(N+\Delta N)T}{Rg + Ra}$$

Donde E representa el estado de lesión o enfermedad, N el valor idóneo de una constante fisiológica determinada, ΔN, incremento de N, la variación experimentada por esta constante, y T el tiempo durante el cual se mantiene dicha variación. En el denominador, Rg representa la tolerancia genética innata del organismo a variaciones de su medio interno en general, y de la constante considerada en particular; Ra representa la resistencia o tolerancia adquirida por el organismo a lo largo de su desarrollo a las variaciones de su medio interno. Este último factor puede ser de signo positivo o negativo, ya que circunstancias ambientales y educacionales pueden potenciar o mermar la resistencia del organismo. Aunque la tolerancia genética, Rg, a variaciones del medio interno es constante en el individuo, y relativamente uniforme entre individuos de la misma especie, la tolerancia adquirida, Ra, varía enormemente entre individuos, y de un momento a otro dentro del mismo individuo.

La consideración de todos estos elementos nos permite ya elaborar una *ley general de la homeostasis*. La probabilidad de que una variación en el valor idóneo de una constante fisiológica redunde en enfermedad, lesión o muerte, es directamente proporcional a la magnitud de la variación y al tiempo durante el cual se mantiene; e inversamente proporcional a la tolerancia del organismo a variaciones de esa constante, durante el período de tiempo considerado.

Pluricausalidad de las enfermedades

La medicina actual se ha esforzado por buscar una causa específica para cada enfermedad, pero cada vez resulta más evidente que muy pocos trastornos son monocausales, y que la mayoría de ellos se desencadenan por la influencia combinada de diversos factores. La circunstancia patógena (germen, agente físico o químico...) no afecta a un organismo estático, sino que encuentra una resistencia o defensa, que puede considerarse como el complemento de la capacidad de tolerancia a modificaciones en el medio interno de que se ha tratado en el párrafo anterior.

Así como un microorganismo, o una deficiencia nutritiva o metabólica específica, puede dar lugar a un cuadro patológico determinado, si vence las defensas del organismo, el *terreno*, por sus propias características, puede facilitar un cierto tipo de trastornos, incluso en ausencia de agentes patógenos específicos. Este *terreno* es modificado por diversos condicionantes, que potencian o inhiben la acción de los agentes patógenos, hasta el punto de que un estrés habitualmente bien tolerado puede desencadenar una enfermedad, y, viceversa, un determinado organismo puede llegar a ser casi inmune ante determinado tipo de injuria. Entre estos factores condicionantes es oportuno mencionar aquí las relaciones interpersonales tempranas, que constituyen lo que Rof Carballo ha denominado la «urdimbre afectiva», y que se tratarán más detalladamente en la sección correspondiente.

FIGURA 2. **Pluricausalidad de las enfermedades**

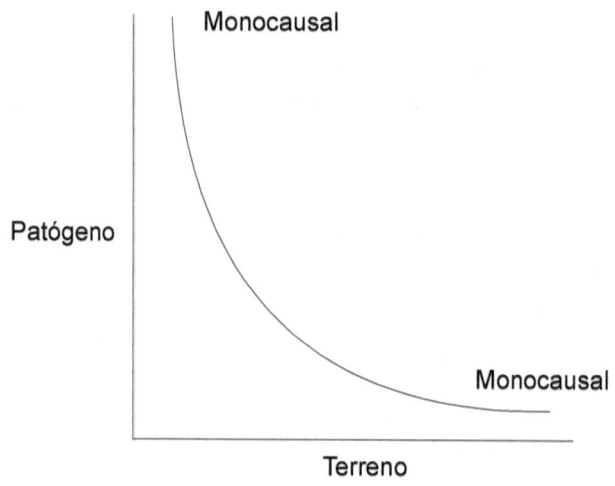

En cada estado patológico hay una combinación de factores patógenos externos y de deficiencias defensivas del terreno. Las enfermedades puramente monocausales, en las que sólo intervienen uno de estos factores, son raras.

En ocasiones, varios elementos que no son patógenos en sí mismos, adquieren esa causalidad al combinarse para actuar sobre determinado terreno. Un buen ejemplo lo constituye la cardiopatía isquémica necrótica, en cuya génesis, según Selye, han de actuar concomitantemente un estrés físico o mental y una alteración electrolítica, con elevación del sodio intracelular miocárdico y disminución correlativa del potasio.

La importancia de la combinación de varios factores se pone también de manifiesto en los estudios prospectivos de Thomas (1976), quien demostró una mayor predisposición a la cardiopatía coronaria en sujetos que en sus años jóvenes presentaban hipercolesterolinemia y respuesta emocional exagerada ante el estrés psicosocial, pero no en aquellos que presentaban uno sólo de estos dos rasgos.

Selye propone calificar de «sensibilizadores» a los patógenos que inducen una predisposición latente hacia una forma específica de reacción patológica, por ejemplo, inflamación, necrosis, trombosis, hemorragia, calcificación..., y de «desencadenantes» a los que precipitan esta reacción y determinan la localización de la enfermedad.

De la respuesta del organismo al patógeno, Selye distingue dos tipos de mecanismo: por un lado, el catatóxico, destinado a destruir directamente el patógeno, generalmente acelerando su catabólisis, y, por otro, el sintóxico, cuya función es aminorar la reacción de rechazo del organismo y facilitar una cierta coexistencia con el patógeno. Claramente ambos mecanismos son antagónicos, y ejercen entre sí un mutuo control y equilibrio. Una insuficiencia relativa de los mecanismos sintóxicos será responsable, por ejemplo, de la reacción alérgica ante sustancias que pueden ser eliminadas con una respuesta catatóxica moderada. La movilización de leucocitos y la producción de inmunoglobulinas son ejemplos típicos de reacción catatóxica, mientras que los efectos antiinflamatorios de los corticoides lo son de la sintóxica. La capacidad defensiva del organismo puede así ser en sí misma patógena, tanto por exagerada como por excesivamente tolerante, según se produzca un predominio inadecuado de reacciones catatóxicas o sintóxicas.

CONSTITUCIÓN, EXPERIENCIA TEMPRANA Y RESISTENCIA AL ESTRÉS

Ya hemos mencionado cómo la resistencia a las influencias desestabilizadoras del estrés ambiental depende de un factor genético, que hemos simbolizado por Rg, y un factor adquirido, o Ra. El *factor genético* está estrechamente ligado con la constitución del individuo, cuyas relaciones con la psicosomática también expone Seguin (1950). De interés reciente en este aspecto son los estudios retrospectivos de Polednak (1976), poniendo de manifiesto una mayor mortalidad por neoplasia en individuos de hábito atlético, especialmente si habían practicado intensamente el deporte en su juventud. Aún más importantes son los estudios prospectivos de Thomas (1973), revelando la existencia de características psicobiológicas juveniles indicadoras de predisposición a enfermedades específicas en la edad adulta. Las características psicobiológicas estudiadas por Thomas son una combinación de factores genéticos y adquiridos, y ofrecen resultados tan sorprendentes como, por ejemplo, la significativa correlación entre cansancio matutino, reactividad elevada de la presión arterial sistólica ante el estrés y relación interpersonal estrecha con el padre, por un lado, y predisposición a enfermedad coronaria oclusiva, por otro. Otra correlación interesante hallada por Thomas es la ?????????? entre ritmo cardíaco basal lento, ausencia de ansiedad, depresión y cólera, y relación estrecha con la madre, por un lado, y predisposición a neoplasia, por otro.

El *factor adquirido* se forja, sobre todo, en las experiencias tempranas de interacción con el medio y con la madre. En los primeros meses de la vida, la madre y el niño funcionan como una unidad, y es en ese período cuando se forma lo que Rof Carballo denomina urdimbre afectiva, merced a la cual las potencialidades del niño son troqueladas definitivamente en características incipientes que se irán desarrollando de manera paulatina hasta su total maduración. Las vicisitudes de este proceso en relación con los trastornos psicosomáticos son apuntadas en el siguiente capítulo, «El proceso psicosomático» (véase pág. 71). Puede también consultarse la obra *Niños difíciles* (Arana, 1979).

Desde el punto de vista de la teoría del aprendizaje, las primeras percepciones infantiles determinan cómo habrán de ser percibidos los sucesos posteriores de la vida, formándose también pautas automáticas de respuesta psicofisiológica que se repetirán posteriormente ante estímulos similares. Cuando la experiencia tem-

69

prana es anormalmente estresante, se crean pautas fisiológicas anómalas, cuya repetición en etapas más tardías puede dar lugar a alteraciones patológicas. La predisposición a la instauración de estados depresivos se determina también en la primera etapa de la vida, y la depresión del ánimo ejerce una marcada influencia inhibidora de los sistemas adaptativos y defensivos del organismo. La mayor susceptibilidad a patógenos externos, combinada con una menor tolerancia a modificaciones del equilibrio homeostático, hace de la depresión un importante factor que predispone a enfermar.

Inversamente, las relaciones tempranas satisfactorias, en las que –como dice Winnicott– la madre primero convence al niño de que merece la pena vivir, porque ella está ahí, y después de que merece la pena vivir, aunque ella no esté, permiten la creación de una resistencia especial a la adversidad y las enfermedades, que algunos autores han denominado «el apoyo interno» (Saul, 1970).

EL PROCESO PSICOSOMÁTICO

Introducción

En los últimos años, la investigación psicosomática ha logrado grandes avances en la identificación de los llamados «mecanismos intermedios», esto es, las interacciones neurobiológicas, bioquímicas e inmunológicas que median entre los más altos niveles integrativos cerebrales y la función (o disfunción) de los más apartados órganos y sistemas.

Sin embargo, la comprensión de las causas que determinan la puesta en marcha de estos mecanismos intermedios, razón última de ser de la Psicosomática, está lejos de la perfección. El proceso íntimo de transformación de la experiencia subjetiva en fenómenos de raigambre orgánica, material, es lo que aquí denominamos «proceso psicosomático», y es similar al problema considerado por Freud (1915) y por Félix Deutsch (1959) cuando se refieren a lo que ellos llaman «el misterioso salto de la mente al cuerpo».

EXPERIENCIA Y ENGRAMA

Quizá el secreto de esta transformación se descubra cuando queden aclarados los mecanismos de formación de la memoria, esto es, cuando se descubra cómo las influencias del ambiente pueden ser codificadas y almacenadas en el sistema nervioso. Hasta cierto punto, es posible que otras células, además de las neuronas, sean capaces de registrar en su interior la información externa, como en el caso de los linfocitos «de memoria», responsables de perpetuar la respuesta inmunológica aun en ausencia del antígeno al que fueron expuestos con anterioridad. Que las experiencias e influencias del medio externo provocan modificaciones plásticas en el sistema nervioso central parece estar fuera de toda duda, como lo muestran los estudios de Coss (1978), observando mayor arborización dendrítica y mayor interconexión en las neuronas de animales que desde el nacimiento mantienen continuo contacto con sus semejantes, en comparación con aquellos criados en soledad. Estudios similares muestran un mayor desarrollo de las regiones cerebrales más afectadas por determinado estímulo (por ejemplo, la corteza occipital si el estímulo es visual), con mayor abundancia de sinapsis y mayor tamaño de las mismas (McGaugh, 1976). A nivel molecular, estas modificaciones plásticas parecen corresponderse con mayor síntesis de RNA por las neuronas de las células específicamente afectadas por la experiencia, según muestran, desde los estudios pioneros de Hyden (1962), un buen número de trabajos. Incluso, Horn (1973) han intentado averiguar la influencia relativa de factores inespecíficos (estimulación sensorial, estrés, etc.) y específicos (aprendizaje de una pauta de comportamiento) en el aumento cerebral de RNA. Para ello, sometió a un grupo de pollos recién nacidos a una pauta de condicionamiento en la que hacía uso de un estímulo luminoso. El aumento de RNA con el aprendizaje era similar en áreas simétricas de ambos hemisferios. Pero si se efectuaba una transacción de la comisura supraóptica, desconexionando así los dos hemisferios, y se tapaba uno de los ojos con un parche, entrenando así sólo un hemisferio, la producción de RNA resultaba ser más alta en el lado entrenado que en el otro. Dado que el estímulo luminoso *per se* no ejerce influencia en la producción cerebral de RNA, cabe concluir que la codificación del nuevo comportamiento aprendido se realiza y almacena a expensas del RNA neuronal.

Sin embargo, aun admitiendo que la estimulación de la actividad neuronal resulta en cambios en el RNA intracelular, algunos autores ponen en duda que solamente estos cambios basten para satisfacer el complejo proceso de formación y almacenamiento de la memoria. Existe otra muy interesante posibilidad, y es que la estimulación ambiental altere las actividades de enzimas reguladores de la síntesis y destrucción de sustancias neurotransmisoras, alterando así el metabolismo celular de una manera característica. Rose (1978) considera, por otra parte, que el aprendizaje y la experiencia son factores reguladores de la síntesis proteica en general, y no sólo de RNA, en la corteza cerebral.

Sea como fuere, es excesivamente simplista pretender explicar las bases neurológicas de la memoria —llamadas engramas por Lashley (1950)— mediante acúmulos proteicos en determinadas neuronas.

El sistema nervioso funciona de una manera integrada, cada nueva experiencia modifica en cierta manera los efectos de toda experiencia anterior, y condiciona la reacción ante experiencias futuras. Cuando un animal es sometido a una pauta de entrenamiento, la actividad eléctrica neuronal, medida por microelectrodos implantados, se modifica hasta en un 70% de las neuronas, y es posible que la información total acerca de una experiencia determinada se represente en el cerebro como un sistema holográfico de pautas coherentes de actividad bio-eléctrica, sostenida por grupos neuronales más o menos diseminados. La estimulación de una de las neuronas de este circuito basta para desencadenar la respuesta de los demás, siendo la activación del conjunto reinterpretada subjetivamente como la reviviscencia de la experiencia en cuestión (John, 1972). El cerebro del hombre no se limita a almacenar pasivamente información factual sobre sus experiencias, sino que aso-

cia en sus engramas su respuesta emocional, el estado de excitación general del organismo, etc. Parece,
además, que el cerebro humano tiene la capacidad de
crear su propia fuente de información intrínseca,
combinando y extrapolando datos obtenidos del
mundo circundante. Se crean así un cierto número de
engramas que no corresponden a experiencias obje-
tivas, sino que proceden de construcciones imagina-
rias (MacLean, 1973).

PULSIÓN E INSTINTO

Antes de continuar con las vicisitudes del proceso
psicosomático y sus posibles consecuencias patológicas, es conveniente una breve digresión para introdu-
cir los conceptos de pulsión e instinto. Al observar el
comportamiento y desarrollo de los organismos
vivos, llama la atención su capacidad para, en oposi-
ción a la materia inerte, evitar el decaimiento, progresar en tamaño y complejidad y, eventualmente,
reproducirse en organismos similares. Siguiendo a
Freud (1940), consideramos que este proceso está
impulsado, en primera instancia, por una fuerza o
impulso primario, que Freud denominó instinto, pero
cuya traducción más aceptada es la de pulsión
(«*drive*»). El término de instinto se reserva hoy día, por
la mayoría de los autores, para designar las pautas
específicas de expresión de la pulsión, esto es, para la

capacidad o necesidad innata de reaccionar de manera estereotipada a un conjunto determinado de estímulos. La expresión de la pulsión no depende solamente de las pautas instintivas, sino que puede seguir derroteros adquiridos, elaborados por el yo en su progresivo desarrollo. De hecho, en el ser humano normal, las pautas instintivas son progresivamente reemplazadas por comportamiento aprendido, adaptado a las circunstancias ambientales, y modificable por las experiencias subsecuentes (Schur, 1960). Sin embargo, también es observable en los organismos vivos una tendencia hacia la regresión a formas menos elaboradas de organización, hacia la simplificación, la pasividad y, eventualmente, la muerte. Frente al primer tipo de pulsión, progresiva o evolutiva, Freud definió un segundo tipo de pulsión regresiva o involutiva, que denominó pulsión de muerte o tánatos, y cuya finalidad sería la reinstauración del estado de equilibrio absoluto pasivo, interrumpido por la emergencia de la vida (Freud, 1940).

Origen de las pulsiones. La producción de energía requiere el paso de un estado de desequilibrio, o, mejor, de equilibrio inestable, a otro de mayor estabilidad. Todos los procesos energéticos en el universo se realizan a expensas de una simplificación y desorganización progresiva de estructuras materiales, fenómeno bien conocido y expresado en la llamada segunda ley de la termodinámica o principio de entropía. Sin embargo, los organismos vivos parecen contradecir este principio, pues en ellos se da continuamente una producción de energía sin degradación de sus estructuras, e, incluso, con un aumento de la complejidad y organización interna a lo largo de su desarrollo.

Schrodinger (1945) considera que esta capacidad de evitar la degradación material inherente al proceso energético es el rasgo distintivo esencial de los seres vivos. El aspecto fundamental del metabolismo, dice Schrodinger, es el metabolismo energético, mediante el cual se toman del medio sustancias con un alto grado de organización interna, y se devuelven en estado de degradación. La energía liberada en este proceso es utilizada para los propios fines del organismo, y, eventualmente, almacenada en forma de estructuras complejas, con mayor diferenciación interna. *La pulsión de vida* es, precisamente, esta tendencia hacia estados de mayor complejidad, organización y actividad. En este sentido, es propia de todos los seres vivos y no exclusiva del hombre ni de los animales superiores.

La pulsión de muerte parece corresponder, tal como Freud la define, a la expresión concreta en los seres vivos del principio de entropía; o, dicho de otra manera, a la ausencia de la pulsión de vida.

Algunos ejemplos clínicos, como los expuestos por Marty (1976), nos muestran cómo la pérdida de la «voluntad de vivir» resulta en la agravación inesperada de condiciones que normalmente habrían de seguir un curso favorable.

PROGRESIÓN Y REGRESIÓN

Cuando, bajo la influencia de su pulsión vital, un organismo alcanza un cierto grado de desarrollo, tiende a permanecer en él de manera indefinida. Este estado parece corresponder al punto de equilibrio de las pulsiones progresivas y regresivas, y, precisamente para mantenerlo frente a los estímulos desestabilizadores del medio, se diferencian en su medio interno los mecanismos homeostáticos y de defensa.

Toda estimulación externa crea un estado de tensión en el organismo, el cual moviliza una pulsión que tiende a la eliminación de esa excitación (Freud, 1915). Pequeños grados de estimulación pueden ser manejados por los mecanismos homeostáticos ya formados, pero si la capacidad de éstos es sobrepasada, sólo quedan dos soluciones posibles para el organismo: o progresa hacia un mayor nivel de desarrollo, con mecanismos homeostáticos más elaborados, o regresa a estadios de menor organización, con abandono de las estructuras afectadas por la excitación.

Un experimento realizado por Alexis Carrel ilustra la tendencia de la materia viva a la estabilidad indefinida en un grado de desarrollo que le es idóneo. Durante dieciséis años, Carrel mantuvo un cultivo de fibroblastos sin que las características del tejido se modificaran, con un ritmo de crecimiento constante a lo largo del tiempo, y sin ninguna muestra de diferenciación celular. El secreto del fenómeno estaba en la retirada constante de los productos de desecho eliminados en el medio de cultivo, la reposición continua de los compuestos nitrogenados necesarios para el metabolismo celular, y la retirada diaria de las nuevas células formadas por proliferación. En estas condiciones de constancia del medio externo, esto es, de no estimulación, el tejido demostró ser virtualmente inmortal. Si las células neoformadas no eran retiradas, pronto comenzaba un proceso de diferenciación celular, se retrasaba el crecimiento, el tejido envejecía, y finalmente moría. Este proceso podía ser acelerado o retrasado por manipulación de los constituyentes del medio de cultivo.

En los animales pluricelulares, con su alto grado de diferenciación interna, no es posible la inmortalidad obtenible en un ser unicelular por manipulación de su medio de cultivo. En realidad, podemos decir que la muerte es el precio a pagar por el desarrollo, y que éste se produce como reacción ante un estrés que altera el equilibrio interno del organismo. Que el estrés es motor importante para el desarrollo psíquico es bien sabido, hasta tal punto de que niños excesivamente protegidos de los avatares de la vida sufren retardos y fijaciones en estados psicológicos inmaduros (Arana, 1979).

Cuando la influencia del estrés no puede ser ya neutralizada por diferenciación progresiva, se inicia un proceso de regresión a estadios previos, cuyo término es el retorno a la materia inanimada. En el hombre, la regresión frente al estrés puede expresarse en términos de alteración psicológica, biológica o conductual. Un cuarto patrón regresivo, no patológico, es la creatividad. En este fenómeno, las funciones cognitivas sufren una regresión a modos de pensamientos prelógicos, primitivos, pero desde allí se reestructuran y progresan hasta dar productos altamente elaborados. Ciertamente, el modo cognitivo propio de la creatividad puede corresponder a un estado de mayor complejidad psíquica, y no a una regresión que posteriormente se utiliza de manera positiva. Una observación frecuente es que los períodos de mayor creatividad de científicos y artistas suelen estar precedidos por situaciones de gran estrés psicológico (G. de Rivera, 1968).

En resumen, cuando el individuo se encuentra frente a una situación de estrés que no puede ser compensada por los mecanismos homeostáticos disponibles, o bien se produce una progresión, con mayor diferenciación y maduración, o se inicia una regresión hacia estados de menor organización. En el adulto, pueden aparecer síntomas neuróticos o psicóticos, por regresión psicológica; psicopáticos, por regresión de la conducta, y psicosomáticos, por regresión fisiológica. La actividad creadora parece ser una alternativa progresiva ante los fenómenos regresivos patológicos.

METABOLISMO PSÍQUICO

Por comparación con el metabolismo energético y nutritivo que permite el crecimiento y desarrollo general del organismo, utilizamos la expresión «metabolismo psíquico» para aquellos procesos que conducen a la formación y maduración de las estructuras mentales. Por supuesto, estos procesos han de tener una base cerebral orgánica, probablemente de tipo engramático, pero en el estado actual de conocimiento sólo podemos expresarlos en términos psicológicos.

El término inicial para el desarrollo del aparato psíquico es, según Schur (1955), la angustia con que el niño vive sus primeras experiencias de desestabilización del equilibrio interno. Del supuestamente plácido estado prenatal se pasa bruscamente a una situación de frustración, estrés y deprivación continua, con la consiguiente excitación pulsional. Las primeras descargas de esta excitación son a través de movimientos corporales incoordinados, llanto, y alteración generalizada de la homeostasis. Bajo los efectos de este estrés, pronto empieza a formarse el «yo» con sus mecanismos de defensa, por lo que Schur lo considera como un «órgano de adaptación frente al estrés», que permitirá, en última instancia, la desomatización de la angustia. El yo permite la expresión de la ansiedad en términos psicológicos, controlables por la razón y susceptibles de ser eliminados por acción consciente sobre la fuente de estrés. El fallo de los mecanismos psicológicos del yo

81

conlleva una regresión a pautas más primitivas, esto es, a una resomatización y aparición de síntomas físicos frente al estrés.

En este estadio inicial, a causa de la inmadurez de sus procesos perceptuales, el niño sólo es consciente de su propio cuerpo, y toda deprivación la vive como una pérdida de partes de sí mismo. La primera angustia de la vida no es, exactamente, una angustia de separación, puesto que aún no hay percepción de objeto del cual separarse, sino, más propiamente, angustia de aniquilamiento. Con el desarrollo del yo y del sistema nervioso, aparece la capacidad de distinguir entre sí mismo y el ambiente. Hasta ese momento, el niño sólo podía percibir los estados de excitación y placidez, pero no la persona capaz de causarlos. Tan pronto como el niño descubre la existencia de la madre, dirige sobre ella sus exigencias pulsionales, esto es, la convierte en objeto de su pulsión (en terminología psicoanalítica «objeto» se refiere al ente, generalmente una persona, capaz de satisfacer un instinto, generalmente de índole sexual). La ausencia del objeto necesario para la supervivencia y bienestar provoca un estado de angustia, que podemos ya denominar, apropiadamente, de separación.

Bajo los efectos de la angustia de separación, aparece un mecanismo esencial para el metabolismo psíquico, denominado internalización o introyección. Este mecanismo consiste en la formación de representaciones internas del objeto, creando así todo un mundo interior al que recurrir cuando el ambiente resulta frustrante. Pero el proceso de internalización es algo más que una forma de evitar la angustia, ya que la aposición de objetos internos es lo que permite la formación de la propia personalidad. Este proceso va más allá del mero recuerdo del objeto, produciéndose una auténtica sensación subjetiva de incorporación del mismo. Habitualmente, la sensación de incorporación permanece inconsciente, pero en ocasiones puede ser claramente percibida por el sujeto, e incluso perseguida activamente, como en el caso de los intentos de imitación de personas admiradas. La identificación es el grado más maduro de internalización, en el que se logra una total fusión del objeto con el núcleo básico de la personalidad, pasando la representación interna del otro a formar parte del propio ser. No siempre un objeto interno es metabolizado en tal alto grado, y es frecuente encontrar representaciones conflictivas de la misma persona, o representaciones conflictivas de objetos distintos.

Según Félix Deutsch (1959), cada experiencia de pérdida y recuperación es asociada con los procesos fisiológicos que la acompañan y con la rudimentaria percepción de sí mismo y del objeto. Se forman así representaciones psicofisiológicas de las personas emocionalmente importantes, que coexisten junto con la representación mental de las mismas. Es importante mencionar aquí que la misma persona puede dar lugar a varios objetos internos, con sus correspondientes componentes psicofisiológicos y mentales. Hasta muy avanzado el desarrollo del yo, el niño percibe aspectos parciales del objeto, y puede así formar una representación de la madre que le alimenta, otra de la que le pega, otra de la que le abandona, etc. Cuando posteriormente hay pérdida de una persona importante, o repetición de una situación en la que hubo una pérdida, puede reaparecer por un mecanismo regresivo la *gestalt* psicofisiológica asociada, en un intento de recuperar el objeto por activación de las representaciones internas del mismo. Si predominan las representaciones mentales, la sintomatología será de tipo neurótico o psicótico, mientras que si predominan las representaciones fisiológicas, se producirán trastornos de tipo psicosomático.

Resumiendo, a partir de los primeros momentos de la vida, y como defensa frente a la angustia de aniquilamiento, se desarrolla el sentido de realidad, con la capacidad de diferenciar entre un mundo interno y el mundo exterior. Surge entonces la ansiedad de separación, y como defensa frente a ella se ponen en marcha procesos de internalización que intentan la recuperación simbólica del objeto. Ambos fenómenos cumplen una función adaptativa y son de tipo progresivo; pero si se producen alteraciones en su desarrollo, o regresión a estados de menor organización, pueden aparecer trastornos patológicos, de tipo neurótico, psicótico o psicosomático.

MECANISMOS DE DEFENSA

Las continuas alteraciones de la homeostasis son contrarrestadas por mecanismos reguladores del medio interno, entre los que figuran los mecanismos psicológicos de defensa, también llamados defensas del yo. Para comprender mejor la actuación de estos mecanismos hemos de proseguir brevemente la descripción del desarrollo del aparato psíquico, iniciada en el apartado anterior. Siguiendo la terminología psicoanalítica, denominamos «ello» o «id» a la representación mental de la pulsión de la vida. Esta identidad busca simplemente descargar la tensión acumulada por estimulación procedente del exterior, y reacciona ante toda frustración o deprivación con intensa angustia, que he calificado anteriormente como «angustia de aniquilamiento». El Ello es un primer rudimento de aparato psíquico, constituye un intento de mejorar la eficacia de los mecanismos homeostáticos meramente humorales, y es un ejemplo de la diferenciación progresiva del organismo bajo los efectos del estrés. Como he comentado al tratar del engrama y la experiencia, este paso del terreno estrictamente biofísico al mental constituye el verdadero misterio del proceso psicosomático, y hace pensar en la existencia de un sistema evolutivo que desde la materia inerte progresa hasta las formas de pensamiento más complejas (Gosalves, 1979).

Pronto el Ello se revela como insuficiente para lidiar con toda la estimulación estresante presente al comienzo de la vida, y una nueva estructura se desarrolla a partir de él: el Yo o Ego. Según Freud (1940), esta nueva entidad psíquica es el resultado de la acción del mundo real exterior sobre el Ello, y su función inicial es la de proteger a éste de la estimulación excesiva. El filtraje de sensaciones permite la discriminación entre los distintos estímulos, que son tamizados y agrupados en pautas características (Heb, 1961; Broadbent, 1958). La percepción coherente del mundo, el principio de realidad, y los procesos de internalización se desarrollan a partir de esta actividad inicial protectora del Yo.

La intensidad de la función filtradora de estímulos determina la mayor o menor excitabilidad del individuo. Bergman y Escalona (1950), en un clásico estudio clínico, observaron que niños que en la primera infancia presentaban susceptibilidad exagerada a determinados estímulos, corrían riesgo de sufrir alteración de tipo psicótico o trastornos orgánicos graves, llegando incluso hasta la muerte súbita en situaciones de estrés. Los autores explican este fenómeno en base a una deficiencia de la barrera yoica, que impide el desarrollo normal del niño por su exagerada respuesta al estrés. Niños con este tipo de problema pueden alcanzar un desarrollo normal, e incluso llegar a ser superdotados, si el medio compensa la insuficiencia de la barrera yoica mediante la protección cuidadosa de todo estímulo excesivo durante los primeros años de la vida.

El funcionamiento de los procesos de internalización moviliza el metabolismo psíquico y la elaboración
progresiva del mundo interior. Las relaciones conflic-
tuales con los objetos son codificadas en un engrama
complejo, constituido por representaciones de objeto,
del estado interno excitado, y del mecanismo defensivo utilizado para paliar la tensión causada por la insatisfacción (Von Zeppelin, 1973). Los mecanismos
defensivos formados a partir de la angustia de separación son cada vez más sofisticados, aunque siguen
manteniendo la finalidad inicial de la primitiva barrera
yoica: proteger contra la estimulación exagerada o intolerable. Según Suppes (1975), esta función se cumple
mediante sistemas proposicionales modificadores de la
información, que actúan sobre las representaciones del
autor de una relación conflictual, de la acción en sí
misma, o del objeto con el que se da la relación. Puede
haber así tres tipos básicos de transformación: del
actor o sujeto, de la acción, y del objeto. Ejemplo del
primer tipo es la proyección, mecanismo en el que se
adscribe a otro impulso prohibido propio. La formación reactiva, mecanismo por el que se transforma una
acción en su contraria (hostilidad en cortesía, etc.), es
un buen ejemplo del segundo tipo, mientras que el des-
plazamiento lo es del tercero. De la combinación sistemática de los tres tipos básicos de transformación,
Suppes obtiene veintinueve mecanismos de defensa, la
mayoría de ellos ya descritos por Anna Freud en su clásica monografía, aunque de manera menos sistemática.

En el individuo adulto, la primera reacción defensiva del organismo ante el estrés psicosocial corre a cargo de los mecanismos psicológicos, y solamente cuando éstos fallan entran en juego mecanismos de otro tipo, endocrinos, por ejemplo. Mason (1975) observa que la secreción de 17-hidroxicorticosteroides en situación de estrés proporciona una manera objetiva de valorar la eficacia de los sistemas defensivos psicológicos. En apoyo de esta idea, Mason cita estudios psicoendocrinos que muestran las variaciones de la secreción de 17-hidroxicorticosteroides en padres de niños leucémicos, a lo largo de la enfermedad de su hijo. En la mayoría de ellos, el nivel de excreción era relativamente alto, elevándose aún más los días en que tenía lugar algún suceso estresante. Sin embargo, en un pequeño grupo de sujetos, caracterizados de defensas rígidas, generalmente negación o racionalización, los niveles de corticoides eran prácticamente normales, con escasas variaciones. Cuando estos sistemas defensivos se alteraban, accidentalmente o en el curso de una psicoterapia, la excreción de 17-hidroxicorticosteroides recuperaba su habitual correlación con las situaciones de estrés.

Curtis (1978) observó que en algunos sujetos la curva de cortisol plasmático no guarda buena correlación con sensaciones subjetivas de angustia, probablemente a causa de los efectos modificadores de los mecanismos psicológicos de defensa. De hecho, en algunos casos, extremas manifestaciones de ansiedad pueden ser, en sí mismas, una maniobra defensiva, como en el caso de las crisis de nervios tan frecuentes en las personalidades histéricas. Inversamente, una fachada de calma puede ocultar una reacción emocional con intensos componentes vegetativos y endocrinos.

Quizá el estudio que de manera más clara muestra la relación entre los mecanismos psicológicos de defensa y los de adaptación neuroendocrina, es el realizado por Sachar (1970), con sujetos esquizofrénicos. En la fase aguda de la psicosis esquizofrénica se da un resquebrajamiento total de la organización defensiva del yo, y precisamente en esta fase Sachar demuestra una gran elevación de la secreción de cortisol y adrenalina por sus pacientes. En un estadio posterior, de organización psicótica, establecido gracias a la aparición de mecanismos patológicos de defensa, tiene lugar una reducción marcada de la secreción de estas hormonas de estrés. Al continuar el proceso de recuperación, y volver el enfermo a la normalidad, se observa una fase de transición, en la que las defensas psicóticas son abandonadas y sustituidas por defensas normales. En esta fase, la excreción de catecolaminas y corticoides aumenta transitoriamente, aunque no tanto como en la fase inicial de la enfermedad. Una vez que las nuevas defensas quedan bien estabilizadas, la secreción de las hormonas de estrés desciende definitivamente a valores normales. Este ejemplo permite también observar los efectos de la regresión psicológica ante el estrés, con alteraciones fisiológicas concomitantes, que no llegan, sin embargo, a concretarse en patología de tipo médico.

COMPLEMENTARIEDAD PSICOFISIOLÓGICA

Cuando, bajo los efectos de una situación de estrés, los mecanismos homeostáticos se revelan ineficaces para mantener la constancia del medio interno, el organismo debe buscar un nuevo punto de equilibrio. Esto puede lograrse, como hemos visto, por progresión hacia formas de organización más complejas, o por regresión a estadios más primitivos y menos organizados. Bahnson (1969) considera las posibilidades de regresión a lo largo de dos ejes, el de la organización fisiológica y el de la psicológica. Marty (1976) indica que a lo largo del desarrollo se forman puntos de fijación o «estaciones», a las cuales volverá fácilmente el organismo en caso de regresión, y que constituyen baluartes relativos contra regresiones más profundas. La organización en estos puntos de fijación corresponde, generalmente, a estados patológicos.

La regresión a lo largo del eje psicológico implica el retorno a mecanismos defensivos primitivos y poco estructurados, y una eliminación creciente de la diferenciación entre el sí mismo y el objeto. En la regresión fisiológica, la barrera entre el sí mismo y el objeto se mantiene, y no hay evidencia de anomalías en el comportamiento, excepto, si acaso, que éste parece ser excesivamente «normal», habida cuenta que se halla en situación de estrés. En este caso, las funciones adaptativas relacionadas con la percepción, control y relación con el ambiente social están intactas, pero los mecanismos reguladores de los procesos psicobiológicos internos sufren una desorganización más o menos profunda. La preponderancia de defensas de tipo proyectivo parece favorecer el camino de la desorganización psicológica, mientras que la preponderancia de defensas de negación y represión se relaciona preferentemente con enfermedades de tipo somático. En ciertos casos, ambas vías regresivas pueden recorrerse de manera simultánea o alternativa. En la figura 3 (véase página siguiente) se esquematizan las aliteraciones patológicas correspondientes a niveles crecientes de regresión frente al estrés. Las dos estrangulaciones en la figura corresponden a aquellos puntos en los que puede darse, con relativa facilidad, un paso de una vía de regresión a la otra, o, lo que es lo mismo, un cambio de sintomatología orgánica por psicológica, y viceversa.

La histeria corresponde al primer paso regresivo en el esquema de Bahnson, considerándose la histeria de conversión como el grado mínimo de alteración por regresión somática, y la de disociación como el grado mínimo de disociación psíquica. Nótese que en la con-

FIGURA 3. **Complementariedad de trastornos fisiológicos y psicológicos correspondientes a regresión a estados menos complejos de organización**

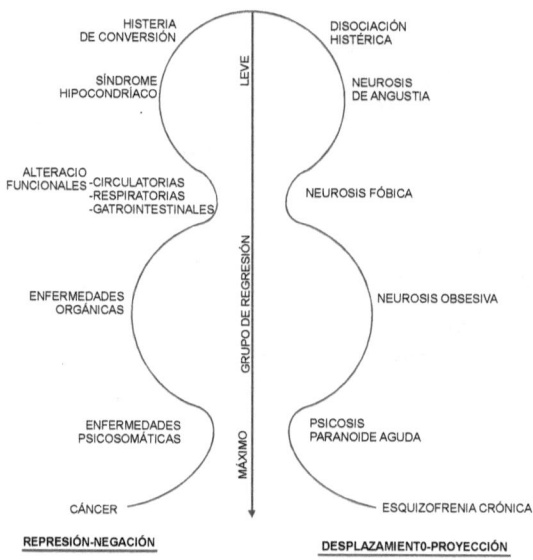

González de Rivera, 1980

versión, aunque se considere trastorno psiquiátrico clásico, se da una alteración funcional somática, y por eso Bahnson la incluye en la vida de regresión somática.

La sintomatología funcional cardíaca, respiratoria o digestiva, habituales concomitantes fisiológicos de estados emocionales, pueden transformarse fácilmente (sobre todo la s.f. cardíaca) en alteraciones psicológicas de tipo fóbico, y viceversa. De hecho, el inicio de una neurosis fóbica viene frecuentemente precedido por alteraciones somáticas funcionales, y no es extraño que ambos tipos de sintomatología coexistan.

El paso de la psicosis a la patología psicosomática clásica, y viceversa, ha sido notado por diversos autores, y, como veremos más adelante, existen varios puntos comunes en la estructura de personalidad de los psicóticos y de los enfermos psicosomáticos graves. (Sperling, 1955; Dongier, 1976). La transición entre «enfermedades orgánicas» y enfermedades psicosomáticas» no está bien delimitada, y, siguiendo a McDougall (1974), podemos decir que la diferencia entre estas dos entidades está en el grado de participación del terreno sobre el que se asienta la enfermedad. Las enfermedades psicosomáticas serían aquellas en las que la regresión biológica ante el estrés o el conflicto psíquico es preponderante, con poca o nula participación de patógenos externos. Esta misma autora refiere un fenómeno clave para el progreso psicoterapéutico en pacientes psicosomáticos, consistente en lo que ella llama *obsesionalización*, esto es, la aparición de ideas obsesivas que vienen a sustituir las exacerbaciones periódicas de cuadros clínicos tales como la úlcera duodenal o las dermatosis.

El cáncer y la esquizofrenia crónica representan los grados máximos de desorganización en ambas escalas, en un estadio que puede considerarse como prácticamente irrecuperable.

Garma (1953) fue el primer autor que hizo notar la posibilidad de expresión de un conflicto psíquico a través de regresión a pautas fisiológicas primitivas. Cuando se inicia un tratamiento que bloquea las posibilidades de expresión somática, cabe preguntarse si el conflicto no hallará salida a través de síntomas mentales graves o de otra somatización aún más peligrosa (Tomas 1978). Un caso clínico reciente puede ilustrar este último punto.

Caso clínico. A.G., mujer de 32 años, casada, sin hijos, acude a petición de su dermatólogo, que la trata desde hace seis años por una alopecia pertinaz. El cuadro se inició a los veinticuatro años, de forma discreta, con pérdida de pequeños corros de cabello, y progresó con períodos de remisión parcial. En el momento de la consulta, la paciente ha perdido totalmente su cabellera, a pesar de los numerosos tratamientos dermatológicos aplicados. Como único factor desencadenante, se descubre que la paciente sufrió un accidente mes y medio antes de las primeras pérdidas de cabello, seguido por lo que ella interpretó como un intento de seducción por el causante del mismo.

Posteriormente, la caída del cabello se ha visto acelerada en momentos de estrés, y detenida durante períodos de convalecencia por enfermedades diversas (extirpación de un quiste ovárico, apendicectomía...), durante los cuales se halla bajo la intensa atención protectora de su madre.

Aunque la paciente niega enfáticamente todo problema de tipo psicológico, aparece nerviosa e infantil

durante la entrevista. Confiesa abiertamente dificultades sexuales, con frigidez, dispareunia y dismenorrea,
las cuales, sorprendentemente, considera como normales, «pues son los hombres a los que les gusta lo del
sexo, no a nosotras».

Su personalidad, en resumen, parece inmadura, con
una llamativa dificultad para expresar sus estados emocionales y sin sintomatología afectiva evidente. A la
vista de la aparente relación del estrés con períodos de
intensificación de la alopecia, y de su hábito general
hiperactivo y tenso, el psiquiatra consultor ofrece una
terapia de relajación. Durante las primeras sesiones la
enferma se muestra cooperativa, y, a pesar de una dificultad mayor de lo habitual, consigue un cierto grado
de relajación. A las ocho semanas de iniciado el tratamiento empiezan a aparecer fantasías paranoides, y
pocos días más tarde se declara un episodio psicótico
franco, con un delirio paranoide sistematizado. El tratamiento de relajación es interrumpido, y se instaura
una pauta medicamentosa con neurolépticos, cediendo
el cuadro psicótico a los pocos días.

Discusión: Aparte de ilustrar los posibles efectos
secundarios de la aparentemente inocua relajación,
este caso muestra con qué facilidad una alteración
psicosomática puede transformarse en psicótica, si la
personalidad carece de otros recursos. Los delirios,
en estos casos, son típicamente bien recortados y
estructurados, con poca o nula alteración formal del
pensamiento, y sin trastornos afectivos destacados.

Debemos notar que la aparición de psicosis, en sí, no es señal de ineficacia terapéutica, puesto que la progresión hacia niveles menos patológicos es, a veces, más factible por la vía psíquica que por la fisiológica. Es preciso tener en cuenta, sin embargo, lo que desde el punto de vista práctico representa embarcarse en la reestructuración de una personalidad tan patológica.

Fijación. Cuando en el curso de su desarrollo el individuo forma una predilección especial por un estadio o nivel organizativo determinado, se dice que existe una «fijación» a ese nivel. En ocasiones, el desarrollo puede no progresar más allá del nivel de fijación, pero generalmente el individuo sobrepasa ese nivel, volviendo a él con relativa facilidad bajo la influencia del estrés. Como señala Marty, es frecuente que existan varios puntos de fijación en la misma persona, y eso tanto en los aspectos psicológicos como fisiológicos. La regresión a un punto de fijación psíquica es el primer paso en la instauración de la neurosis, y la regresión a puntos de fijación fisiológica puede ser un factor importante en el desencadenamiento y curso de diversas enfermedades médicas. Un ejemplo de regresión a una fijación fisiológica lo constituyen las pautas inmaduras de secreción de gonadotropinas que ciertas mujeres desarrollan en períodos de estrés. Lo importante del concepto de fijación es que la regresión se hace precisamente al punto de fijación, y no a otro cualquiera, y que, una vez establecida, la nueva organización es relativamente estable.

Numerosas observaciones clínicas de enfermos psiquiátricos anormalmente resistentes a enfermedades infecciosas o degenerativas (Seguin, 1950; Marty, 1976) pueden explicarse a la luz de los conceptos expuestos. Si la fijación regresiva en un punto patológico de la vía psíquica es lo suficientemente estable, toda nueva influencia del estrés será absorbida por esa vía, intensificando si cabe la fijación, y protegiendo contra la regresión por la vía somática.

Estudios epidemiológicos recientes parecen, sin embargo, contradecir esta impresión clínica. Tsuang (1978) ha encontrado una mortalidad superior a la normal en psicóticos, y Sims (1978) reporta los mismos hallazgos en neuróticos. Suicidios y accidentes constituyen una parte importante de las causas de muerte, pero, aun descartando estos casos, parece subsistir una mortalidad mayor por alteraciones respiratorias y cardiovasculares que en los sujetos normales. Kerr (1969) demostró también una mortalidad superior a la normal en enfermos depresivos, especialmente por neoplasia. Una razón importante para estas observaciones aparentemente contradictorias con la teoría de la complementariedad psicofisiológica, puede estar en los métodos de selección de la muestra. Las observaciones clínicas de pacientes psiquiátricos excepcionalmente resistentes a enfermedades somáticas, se refieren, sobre todo, a pacientes ambulatorios de clínicas psicoanalíticas, mientras que aquellos sobre mayor morbilidad y mortalidad proceden de encuestas realizadas en hospitales psiquiátricos. Aparte de las variables introducidas por las diferencias en selección, es muy posible que diferentes mecanismos regresivos actúen en ambas clases de pacientes. Si la regresión procede sin puntos de fijación, hay grandes probabilidades de cambio de una vía regresiva a otra, con el paciente presentando alternativamente sintomatología psiquiátrica o médico-quirúrgica. Por el contrario, si existe un punto de fijación bien establecido, la regresión se detiene en él, procediendo, si acaso, dentro de la misma vía regresiva.

LA PERSONALIDAD PSICOSOMÁTICA

Una característica importante en muchos pacientes con trastornos psicosomáticos es la ineficacia relativa de sus mecanismos psicológicos de defensa, junto con cierta incapacidad para la representación simbólica de sus conflictos pulsionales. Ya Ruesch (1948) observó ciertos rasgos de inmadurez comunes a numerosos pacientes psicosomáticos, así como una curiosa disociación entre sus afectos y su expresión mímica verbal. Sin embargo, el concepto de una personalidad psicosomática típica no ha tomado cuerpo hasta muy recientemente. Los rasgos que vamos a describir pueden presentarse esporádicamente en individuos que habitualmente no los tienen, y Marty afirma que cuando se asocia un período de «pensamiento operativo» con depre-

sión, el enfermar físico es inminente. Las características fundamentales de la personalidad psicosomática,
según Marty, son:

1. *Relaciones objetales marcadamente carentes de afecto.*
   En la entrevista, el paciente se muestra desinte-
   resado tanto por la situación como por el entre-
   vistador.

2. *Pensamiento operativo* (pensée opératoire). caracterizado por ser exageradamente pragmático y des-
   criptivo, carente de subjetividad y sin afecto. Una
   respuesta típica de estos pacientes, al ser interro-
   gados acerca de miembros de su familia, consiste en dar una descripción del aspecto físico, en
   lugar de los datos psicológicos que generalmente se obtienen. Cuando se presiona al paciente
   para que describa sus emociones en relación con
   una persona o suceso particularmente importante, se pone de manifiesto su incapacidad para
   hacerlo.

3. *Alexitimia.* Dificultad extrema en describir los
   estados emocionales. Este rasgo ha sido docu-
   mentado por Sifneos (1973) y está relacionado
   con el punto anterior.

4. *Normalidad psíquica aparente*, con buena adaptación social y ausencia de síntomas neuróticos o
   caracteriológicos.

5. *Tendencia a gesticulación corporal* o facial, manifestaciones sensorio-motrices inespecíficas, o quejas
   de dolor físico, en momentos de estrés psíquico

en que habitualmente se producen síntomas neuróticos. La reminiscencia de una situación traumática durante la entrevista puede no acarrear
ninguna reacción emocional, pero sí un repenti-
no dolor abdominal o de espalda, por ejemplo.

6. *Inercia de las asociaciones*, con respuestas cortas y
terminales, escasa elaboración y omisión de deta-
lles dramáticos o dolorosos.

Por supuesto, no todos los pacientes con alteraciones de tipo psicosomático presentan estas características de personalidad. Sin embargo, es cierto que un
importante subgrupo de enfermos con procesos
somáticos presentan estos rasgos. Es posible que la
aparición de pensamiento operativo e inhibición afectiva en sujetos que han sufrido pérdidas recientes de
objetos queridos (personas, posesiones, etc.), sea un
signo de alerta, predecesor de inminente riesgo de
enfermedad.

Algunas de estas manifestaciones son similares a
características psicóticas, tales como la disociación y
embotamiento afectivos, y la concretización del pensamiento. Para más similitud, las circunstancias estresantes capaces de precipitar ataques psicosomáticos son
muy parecidas a las que desencadenan episodios delirantes en los psicóticos.

Desde el punto de vista psicodinámico, tanto los
pacientes con personalidad psicosomática como los
psicóticos tienen dificultades marcadas en la utilización
de la fantasía y actividad onírica para el mantenimien-

to de su equilibrio psíquico (Fain, 1971). La dificultad
es, sin embargo, de signo opuesto con los psicosomáticos exageradamente aferrados a la realidad, mientras
los psicóticos la rechazan totalmente, sustituyéndola
por su fantasía.

7. *La incapacidad del sueño y de la actividad onírica* para
neutralizar experiencias traumáticas en los psicosomáticos es un rasgo que puede, muy posiblemente, añadirse a los identificados por Marty y
por Sifneos. Los sueños en enfermos psicosomáticos son, típicamente, o bien el exponente de
una actividad fisiológica automática y sin significado psicológico, similar a la descrita por
Hobson (1977), o bien llenos de ansiedad e
incompletos, en el sentido de que no cumplen su
función de formar una fantasía o solución positiva del conflicto psicológico (Warnes, 1977).

DEPRESIÓN Y ENFERMEDAD

La influencia de estados depresivos en la génesis y
mantenimiento de enfermedades médico-quirúrgicas
ha sido reconocida por numerosos autores, desde
Hipócrates a nuestros días. Kiev (1974) ofrece una
interesante revisión de este fenómeno, que parece ir
mucho más allá de la simple producción de «equivalentes depresivos», descritos en la primera sección de este
capítulo.

Un aumento de la mortalidad a cinco años ha sido observado en pacientes tratados por trastornos afectivos, exceso no atribuible solamente a suicidios y accidentes, sino también a enfermedad somática, particularmente neoplasias (Kerr, 1969). Una tasa de morbilidad y mortalidad superior a la normal ha sido también identificada en sujetos en duelo por la muerte del cónyuge (Parkes, 1972; Ward, 1976).

Schmale (1948) propone considerar como reacción de duelo no sólo la producida por la muerte de un ser querido, sino también la que aparece ante la experiencia de pérdida o separación (real o imaginaria) de todo aquello que en algún momento ha sido importante para el individuo. Visto desde este punto, el duelo parece ser un antecedente común de la depresión, incluso de las formas endógenas de la misma (Paykel, 1978). Parece, igualmente, que es la reacción de duelo lo que predispone, además de a la depresión, a enfermedades de todo tipo. En los estudios epidemiológicos de Rahe (1978) sobre los efectos patógenos del estrés, son precisamente las variables relacionadas con pérdidas y separaciones las que más poderosamente predisponen a enfermar. De entre los numerosos trabajos relacionando duelo y depresión, por un lado, y enfermedad y muerte, por otro, pueden entresacarse cuatro modos de conceptualizar esta relación, que presentamos a continuación:

RELACIÓN ENTRE
PÉRDIDA/SEPARACIÓN
Y ENFERMEDAD

1. Abandono de la voluntad de vivir
2. Fase de claudicación de la reacción de estrés
3. Reacción de conservación-inhibición
4. Desesperanza y desvalimiento

Agotamiento de la pulsión de vida

Corresponde a lo que, desde los más remotos tiempos, ha sido conocido como la pérdida de la voluntad de vivir. Este fenómeno no es infrecuente tras desengaños amorosos en los jóvenes y jubilación en los viejos, y la actitud frente a él varía según las culturas. Algunos pueblos primitivos parecen haber institucionalizado la actitud de abandono ante la muerte, sobre todo cuando ésta parece inminente, o cuando la vida no ofrece nada de interés, según los criterios de la tribu. Los esquimales y algunos aborígenes australianos adoptan esta pauta, falleciendo cuando están gravemente enfermos mucho antes de lo que sería de esperar para la evolución natural del proceso (Milton, 1973). En cambio, la sociedad occidental espera que el individuo enfermo «luche hasta el final», y una reacción hostil se produce en médicos y familiares cuando el paciente no muestra deseos de curarse, persistiendo esta reacción incluso después de su muerte (Appleton, 1975).

En sujetos supersticiosos se han descrito numerosos casos de enfermedad y fallecimiento por embrujamiento, en cuyos efectos el sujeto cree firmemente. Cannon (1957) estudió la llamada «muerte vudú», llegando a la conclusión que el terror y estrés psíquico producido por el encantamiento conducía a una hiperexcitación neurovegetativa que llegaba a ser letal. Una explicación alternativa igualmente válida puede ser que, al saberse reprobado por el brujo y el resto de la tribu, el sujeto afecto sufre una importante pérdida de su integración social, perdiendo todo interés profundo por la vida. Prince (1973) observa que los remedios habituales de la medicina moderna son impotentes contra las enfermedades por hechizamiento, que sólo curan por la intervención de un mago sanador más poderoso que el hechicero original. Siguiendo nuestro razonamiento, diríamos que el segundo mago (frecuentemente un misionero o un médico occidental en las observaciones de Prince) devuelve la sensación de integración en un sistema benévolo para el enfermo, y éste recupera así el sentido y motivación de su existencia.

Este fenómeno de los pueblos primitivos, en apariencia tan llamativo, no es muy diferente de lo que, en definitiva, puede observarse en nuestra cultura entre individuos desvalorizados por sí mismos y por la sociedad.

Fase de agotamiento del síndrome general de adaptación

Cuando el estrés se mantiene durante un tiempo superior a lo tolerable por las defensas del organismo, se llega a la fase de claudicación o agotamiento, en la que toda actividad reguladora de la homeostasis comienza a declinar, el medio interno se altera y, si la situación persiste, sobreviene la muerte.

El estrés prolongado puede conducir a una depresión por deplección cerebral de catecolaminas (Weiss, 1972), y, en general, a una disminución de la capacidad defensiva del organismo, aun antes de llegar a la fase de agotamiento. Es posible que tanto las alteraciones depresivas como la patología somática sean concomitantemente favorecidas por el estrés crónico, potenciándose además todos estos factores entre sí. En ocasiones, una pequeña desgracia o pérdida parece precipitar grandes reacciones psicosomáticas, quizá por constituir «la gota que rebosa el vaso» de una larga cadena de frustraciones. Alderson (1975) observa estadísticamente que buen número de ancianos tienden a fallecer en las pocas semanas posteriores a su onomástica (no es preciso comentar en la influencia depresógena que, a partir de cierta edad, produce cumplir años), y Bennet (1970) halló una mayor frecuencia de enfermedades graves, incluyendo cáncer, en una población que dos años antes había sufrido grandes inundaciones.

105

La fase inicial del síndrome general de adaptación, caracterizada por el shock previo al desencadenamiento de la reacción de alarma, también favorece la eclosión de enfermedades e incluso la muerte súbita. Según Dimsdale (1977) esta reacción extrema al estrés es favorecida por sensaciones personales de desesperanza e impotencia.

Recordado el papel que los mecanismos psicológicos de defensa juegan en la adaptación al estrés psicosocial, y la abolición relativa de estos mecanismos en individuos con personalidad psicosomática, no es de extrañar la advertencia de Marty sobre el grave riesgo de enfermar que corren sujetos en los que una depresión se combina con pensamiento operatorio.

Reacción de conservación-inhibición

Ya hemos estudiado al hablar del estrés la reacción de lucha-huida, descrita por Cannon y presentada como un modo típico de respuesta ante el peligro. Sin embargo, no todas las especies animales están dotadas desde el primer momento con los mecanismos fisiológicos y comportamentales que hacen posible esta reacción, incluyendo a la especie humana.

Los animales precoces, como el pollo, el ternero, etc., nacen con la capacidad, si no de luchar, al menos de huir; sin embargo, el hombre y otros animales artificiales, como la rata, el canguro, etc., carecen de esta posibilidad inicial, y si son sometidos a situaciones de estrés han de desarrollar otras pautas de respuesta. Engel (1956), observando los efectos de la separación materna en una niña de dieciséis meses, identificó una reacción denominada desde entonces de «conservación-inhibición», y que representa una alternativa a la reacción de lucha-huida. Normalmente, un niño reacciona a la deprivación con llanto y movimientos violentos, pero si este comportamiento no surte efecto, y la deprivación persiste, acaba por caer en un estado de somnolencia. Si la experiencia se repite con suficiente frecuencia, el niño puede desarrollar muy pronto una respuesta estereotipada de defensa contra la deprivación, consistente en inactividad y disminución de la vigilancia. Engel consideró que esta pauta cumple una función protectora, permitiendo la conservación de energía en situaciones en que la huida o la lucha son imposibles. Sin embargo, llevada a un extremo, la reacción de conservación-inhibición puede tener consecuencias gravemente patológicas, como demuestra Rene Spitz (1965) en sus observaciones sobre niños privados de amor materno. Estos niños, en edades comprendidas entre los cuatro meses y el año y medio, eran atendidos en un hospicio, donde recibían mejores cuidados higiénicos y alimenticios que los que hubieran sido posibles con sus madres. Sin embargo, las enfermeras hacían poco más que atender a esas necesidades físicas, y nadie se ocupaba de jugar, estimular y apaciguar a esos niños, como suele hacer una madre, independientemente de lo incapaz que sea en otros aspectos. Durante la primera semana de estancia, los niños lloraban profundamente, se agitaban inquietos, y mostraban signos generales de frustración y rabia. Sin embargo, muy pronto las descargas motoras y el llanto comenzaban a hacerse cada vez más débiles, y hacia la segunda semana la mayoría de ellos se mostraban apáticos, desinteresados por su propio cuerpo y por las demás personas. Todos los procesos fisiológicos, incluyendo respiración y ritmo cardíaco, aparecían enlentecidos, la motricidad era casi nula, y el llanto había desaparecido, excepto algún débil sollozo ocasional. Si en el plazo inferior a cuatro meses los niños recibían atención materna específica, los procesos fisiológicos se aceleraban, y el niño volvía a sonreír, chuparse el dedo, jugar y llorar de manera normal. Sin embargo, si transcurría más tiempo sin amor materno, la condición marasmática progresaba hasta hacerse irreversible, con una mortalidad del 70%, generalmente por infección respiratoria. Además, los supervivientes sufrían serias alteraciones de desarrollo, acabando típicamente en un cuadro clínico de retraso mental. Está claro que para un niño pequeño, con sus inmaduros mecanismos homeostáticos psicofisiológicos, la madre cumple una función ineludible en lo que hemos denominado «metabolismo psíquico». La intolerable acumulación de tensión que resulta de su ausencia sólo puede ser contrarrestada por una disminución generalizada de la actividad del organismo, apareciendo así la reacción de conservación-inhibición como una tentativa de adaptación, cuando todo lo demás falla. En el adulto, esta posibilidad reactiva persiste, y algunos individuos presentan signos de somnolencia e inhibición psicomotora en situaciones de estrés. Esta puede ser una respuesta altamente adaptativa, sobre todo cuando las posibilidades de modificar las fuentes de estrés son prácticamente nulas. Las increíbles supervivencias de algunos náufragos y víctimas de derrumbamientos, capaces de resistir hasta semanas esperando ser rescatados, pueden tal vez deberse a este fenómeno. Algunos hombres de acción, como el famoso estadista inglés Churchill y otros muchos, eran, aparentemente, capaces de dormir profundamente en vísperas de una contienda definitiva, quizá por este mismo mecanismo.

En este contexto, Schmale (1973) establece una distinción entre procesos depresivos normales, que cumplen una función adaptativa, y las depresiones patológicas. La depresión adaptativa permite al individuo sustraerse de una situación en la que sus defensas activas están llegando al límite de tolerancia, recuperando así energías para tiempos mejores. Si este proceso no es bien comprendido, la reacción de conservación-inhibición (o «depresión de aviso», como la denomina Schmale en este caso) puede adquirir un tinte afectivo negativo, constituyendo un nuevo factor de estrés. Si el sujeto persiste en el esfuerzo, a pesar de las señales internas en contra, la depresión psíquica puede finalmente combinarse con una disfunción por sobrecarga patológica del organismo.

Desvalimiento y desesperanza

La contribución fundamental de la escuela de Rochester (Engel, Schmale, Greene...) al desarrollo de la psicosomática lo constituye, sin duda, la hipótesis acerca de la influencia de estados depresivos en la génesis de enfermedades somáticas. Engel y Schmale (1967) observaron que hasta un 80% de enfermos hospitalizados, tanto por alteraciones somáticas como psicológicas, habían presentado, previamente al inicio de su enfermedad, estados afectivos caracterizados por «desesperación, depresión, abandono, duelo; todos indicadores de un sentimiento de pérdida o deprivación irreparable». Los componentes del afecto depresivo que predisponen a la eclosión de enfermedades fueron identificados y descritos como *desvalimiento (helplessness) y desesperanza (hoplessness)*.

Según Schmale (1972), ambos afectos aparecen normalmente en el curso del desarrollo infantil, el primero entre los 8-16 meses, y el segundo entre los 3-6 años. Por la importancia de esta hipótesis, vamos a describirlos separadamente.

El *desvalimiento* se define como la sensación de ser degradado, abandonado, relegado o privado de algo importante. Proviene este sentimiento de un cambio hacia lo peor en una relación, con respecto al cual el individuo se siente impotente para hallar una solución. La gratificación perdida resulta tan fundamental, que el sujeto tiene la impresión de no poder estar sin ella; no le queda, por lo tanto, más recurso que aguardar pasivamente el retorno de un objeto externo altamente valorado y que provea la gratificación necesaria.

En el curso normal del desarrollo, este afecto se presenta por vez primera hacia los ocho meses, cuando el niño se reconoce como separado de la madre, de la que depende absolutamente para su subsistencia y gratificación. Gracias a los procesos de internalización, el niño puede negar esta situación, recobrando a la madre de manera imaginaria. Más tarde, la exploración activa de su entorno y la búsqueda de nuevos objetos le permite la superación paulatina de la sensación de desvalimiento.

La *desesperanza* se define como el sentimiento de frustración o futilidad, que resulta de la pérdida de un modo de gratificación obtenido totalmente por las propias fuerzas, sin que sea posible hacer nada para reparar la situación.

Normalmente, este afecto se experimenta por primera vez hacia los tres años, y está relacionado con el descubrimiento de la diferenciación sexual y con la incertidumbre de que, no importa cuanto uno se esfuerce, no se puede llegar a ser el preferido absoluto de la madre. Los mecanismos psicológicos de defensa son ya relativamente maduros a esta edad, y por simple represión puede tolerar el niño esta percepción, progresando en su desarrollo hasta que, en la adolescencia, la desesperanza se presenta de nuevo. La interacción con las personas de su edad ofrece un nuevo campo, en el que sus posibilidades de competición y satisfacción son más realistas, y permiten recobrar la esperanza perdida.

Estos dos sentimientos representan dos maneras distintas e independientes de percibirse como incapaz de hacer frente a una situación de pérdida. Varias maniobras defensivas permiten escapar de uno a otro (por ejemplo, culpando a los demás de las propias faltas y exigiendo reparación, o culpándose de fracasos debidos a causas externas y esforzándose en superarse) pero cuando ambos se presentan conjuntamente, afirman Engel y Schmale, las posibilidades de contraer una enfermedad aumentan grandemente.

Un sorprendente estudio experimental, ya clásico, realizado por Curt Richter (1957) parece ilustrar los efectos benéficos de la esperanza en el reino animal. Este investigador colocó a varias ratas salvajes, acostumbradas a sobrevivir en medio hostil, en un recipiente con agua mantenida en constante turbulencia. Las ratas nadaban frenéticamente alrededor de las paredes, comprobaban que no había salida, e, inmediatamente, buceaban hacia el fondo, donde morían. Sin embargo, cuando una de ellas era rescatada en un último momento y mantenida en reposo durante unas horas, al ser de nuevo introducida en el recipiente, su supervivencia se prolongaba durante casi tres días. Richter concluye que, al haber sido rescatada una vez, la rata alberga la esperanza de volver a serlo, y esto le permite resistir tanto tiempo.

La *inhibición del proceso de renuncia* es, según Schmale y Engel, la condición vital que conduce a la instauración persistente de los sentimientos de desvalimiento y desesperanza. El proceso de renuncia *(«giving up/given up complex»)* es necesario e inevitable, pues continuamente hemos de aceptar la pérdida de relaciones, fases de la vida, etc., que vienen a ser sustituidas por otras nuevas, las cuales sólo podemos aprovechar si ya nos hemos desembarazado del recuerdo de lo perdido. *«Giving up»*, literalmente, «renunciando», es el proceso de aceptación de la pérdida, que ha de ser completado para llegar a la fase de *«Given up»*, literalmente, «renunciado». Cuando el proceso de renuncia no se completa, por aferramiento persistente del sujeto a personas definitivamente desaparecidas, o a metas imposibles, se crea el terreno sobre el que progresarán el desvalimiento y la desesperanza. *«Giving up»*, tiene, en los trabajos de Schmale, Engel, Greene, y otros investigadores de la escuela de Rochester, este significado de interrupción del proceso de renuncia, y no el de abandono de la voluntad de vivir que le dan otros autores, por ejemplo, Seligman (1975).

PROCESOS
PSICOPATOGENÉTICOS
EN MEDICINA

INTRODUCCIÓN

En psicosomática, denominamos mecanismos intermedios al conjunto de interacciones neurológicas, fisi-
coquímicas e inmunológicas mediadoras entre los altos
niveles de integración cerebral y la función de los diversos órganos, aparatos y sistemas. Es a través de estos
mecanismos que el estrés ambiental y los estímulos simbólicos hallan su expresión fisiológica, y pueden, en
ocasiones, favorecer la instauración de una enfermedad
médica. Cuando esto es así, podemos considerar a los
factores psicosociales como parte de la constelación
etiológica, y a los mecanismos intermedios como elementos propios de la patogenia. El estudio de los mecanismos psicopatogenéticos constituye una parte importante de la moderna investigación en medicina psicoso-

mática, y algunas escuelas, como la corticovisceral rusa, concentran sus esfuerzos exclusivamente en esta área. El énfasis principal de esta escuela se aplica al estudio de la relación entre condicionamiento interoceptivo pavloviano y disfunción somática, tratando de averiguar cómo se producen las alteraciones psicofisiológicas, y no por qué, ni en quién (Bykov, 1968).

La escuela de Rochester, en Estados Unidos, ha dedicado notable interés de la *especificidad*, esto es, a la relación entre un estímulo concreto y la patología somática correspondiente. Según Rossler y Engel (1974), la especificidad depende de las respuestas fisiológicas características de un individuo dado en una situación determinada, y viene condicionada por la intensidad y pauta de activación del sistema nervioso central. Los tres grupos de variables implicados en este proceso son los siguientes:

1. La naturaleza e intensidad del estímulo. La pérdida de un ser querido, por ejemplo, es un tipo específico de estímulo que conlleva un tipo específico de respuesta, generalmente depresión afectiva. El ruido es otro estímulo, cuyos efectos están en relación directa con su volumen, calidad, etc. Esta variable se denomina especificidad ligadas al estímulo.

2. Las características permanentes, psicológicas y fisiológicas, de individuo. Esta variable, llamada especificidad ligada al individuo, o especificidad individual, es esencial para comprender las dife-

rencias idiosincrásicas entre las respuestas de distintos individuos a los mismos estímulos. Este tipo de especificidad viene determinada por factores genéticos y constitucionales, así como por los rasgos adquiridos a lo largo del desarrollo. El aprendizaje de respuestas estereotipadas y la sensibilización a determinados estímulos, juegan también un papel de gran importancia en esta variable.

3. El estado general del organismo en el momento que recibe el estímulo. Este grupo de variables constituye lo que se denomina la especificidad ligada al estado e incluye aspectos tales como fatiga, estado de conciencia, estado afectivo, sintonía neurovegetativa, etc.

Las conceptualizaciones previas de especificidad seguían el modelo de Alexander (1968), basado en el resultado de la interacción de cierta vulnerabilidad constitucional en un órgano determinado con una organización psicodinámica característica. Dadas las dos variables conjuntamente, la enfermedad específica se precipita cuando las influencias ambientales movilizan el conflicto psicológico básico con tal intensidad que las defensas psicológicas ante él se ven desbordadas.

Lipowski (1976) propone conceptualizar los mecanismos intermedios desde el doble punto de vista de la activación del sistema nervioso central y de la valoración cognitiva del estímulo.

La activación del sistema nervioso central se inicia con la captación del estímulo, que actúa primeramente sobre la formación reticular ascendente, originando las pautas de actividad cortical, que permitirán la recepción, codificación y procesamiento de la información. El hipotálamo y sistema límbico reciben impulsos procedentes de la corteza además de los directos de la formación reticular, dando así origen respectivamente a la activación del sistema neurovegetativo y de la respuesta emocional.

La valoración cognitiva del estímulo depende de las características psicofisiológicas del sujeto y del estado de su organismo en el momento de recibir el estímulo, y consiste en la determinación del significado, consciente o inconsciente, de la información percibida. Este *significado* es el resultado de la interacción de dicha información con los rasgos de personalidad y estado psicofisiológico del individuo, y con su memoria de experiencias pasadas. Cuando la información supone peligro o pérdida, se produce una respuesta emocional cuya calidad e intensidad depende del significado específico.

ADAPTACIÓN Y COMUNICACIÓN NEUROENDOCRINA

A lo largo del proceso evolutivo, los organismos vivos adquieren una capacidad cada vez mayor para adaptarse al medio y para modificarlo en su provecho, capacidad que alcanza su máximo grado de expresión actual en el hombre. La evolución en la organización jerárquica del sistema nervioso es sin duda la pieza clave para comprender esta supremacía del hombre sobre el ambiente y las demás especies. Siguiendo a McLean (1967, 1970) podemos distinguir tres etapas evolutivas:

El cerebro reptileano, cuya representación humana comprende la formación reticular, el diencéfalo y los ganglios basales, parece asegurar la supervivencia respondiendo a mecanismos ancestrales, mediante la coordinación de un tipo de comportamiento estereotipado, poco modificable por la experiencia. El cerebro paleomamífero, que constituye la corteza límbica, representa un notable paso evolutivo, dotando al nuevo organismo de la capacidad de interpretar y correlacionar su estado interno con el ambiente, permitiendo así la adaptación a nuevas situaciones. Finalmente, el cerebro neomamífero, el neocórtex, añade una mayor capacidad perceptiva, y facultades intelectuales elevadas, notablemente la capacidad de elaborar pensamiento abstracto, la de planear para el futuro, y la capacidad lógica objetiva característica del hombre.

Desde el trabajo clásico de Papez en 1937, la corteza límbica ha sido reconocida como el substrato neurológico de la emoción, y a través de sus importantes conexiones con el hipotálamo y la corteza cerebral (neocórtex) parece jugar un papel integrador esencial entre los impulsos interoceptivos y exteroceptivos, especialmente en la región del hipocampo (MacLean, 1974).

El sistema límbico se convierte así en el intermediario entre la parte más elaborada del cerebro, el órgano integrador de la experiencia interna y la experiencia externa. No es de extrañar que sea también el órgano de la emoción, puesto que es a este nivel donde las vivencias adquieren todo su significado con respecto a la supervivencia del individuo y de la especie.

CLASIFICACIÓN DE LOS MECANISMOS INTERMEDIOS PSICOSOMÁTICOS

El cerebro en su conjunto tiene la misión de recibir, interpretar y almacenar información sobre el mundo externo y sobre el organismo, y enviar las instrucciones adecuadas para hacer frente a la realidad exterior y mantener el equilibrio del medio interno. Esta transmisión de información y directivas se realiza gracias a los sistemas nervioso y endocrino, cuya acción es complementaria. La reacción neuronal es casi inmediata y de difusión rápida, pero de corta duración. La respuesta hormonal, en cambio, es más lenta en desarrollarse, pero su acción es más estable y prolongada.

Aunque todos los mecanismos intermedios están íntimamente imbricados unos con otros, para facilitar la claridad expositiva se acostumbra a dividirlos en: *Neurofisiológicos, neuroendocrinos e inmunológicos.* Actualmente, podemos añadir un cuarto grupo, relacionado con los anteriores, pero que tiene característi-

FIGURA 4. **Niveles de integración de los mecanismos intermedios**

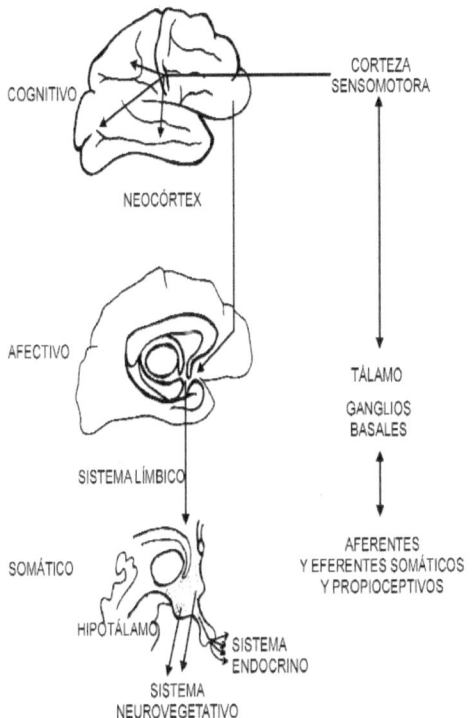

La información procedente de los receptores periféricos y propioceptivos llega al córtex sensorimotor, es integrada en las áreas de asociación neocortical y transmitida al sistema límbico a través del lóbulo cortical. El significado psicosocial de la información, su valor emocional y su relación con pautas instintivas de comportamiento es integrado en este segundo nivel, y transmitido al hipotálamo, donde se logra la integración con las pulsiones elementales. A partir del hipotálamo, los sistemas neurovegetativo y neuroendocrino trasnmiten al resto del organismo las órdenes elaboradas en el proceso de integración

121

cas propias que lo individualizan. Se trata de los mecanismos *metabólicos*, que describiremos fundamentalmente desde el punto de vista de las influencias nutritivas en el equilibrio del medio interno.

La comunicación entre los sistemas nervioso y endocrino se efectúa principalmente a nivel de hipotálamo, mediante la actividad de las células neuroendocrinas o traductores neuroendocrinos de Wurtman (Wurtman, 1966). Estas son neuronas especializadas, que reciben impulsos neuronales clásicos, pero cuya acción eferente consiste en secreción hormonal liberada a través del axón.

El sistema endocrino aparece así bajo el control directo del sistema nervioso central, particularmente el hipotálamo, cuya secreción neuroendocrina regula el funcionamiento hipofisario, que a su vez regula la secreción hormonal periférica. Otras glándulas de secreción interna están bajo control adrenérgico o noradrenérgico simpático, siendo el timo y las paratiroides las únicas glándulas endocrinas que parecen escapar al control directo del sistema nervioso central.

De manera análoga al sistema nervioso y al endocrino, el *sistema inmunológico* juega un papel importante en la comunicación interna y en la adaptación biológica. Su acción defensiva contra invasores externos y, posiblemente, contra elementos aberrantes internos, contribuye al mantenimiento de la homeostasis e integridad orgánica, siendo influida su función por factores endocrinos y neuronales. El interés por los aspectos psicofisiológicos de la respuesta inmunitaria es muy reciente, pero gran número de datos indican ya el poder que múltiples factores psicosociales poseen para modificar dicha respuesta.

MECANISMOS INTERMEDIOS NEUROFISIOLÓGICOS

La organización neurobiológica cerebral consta de múltiples sistemas de neurotransmisión con acción excitadora o inhibidora, que se controlan mutuamente a todos los niveles, y mantienen el conjunto en un equilibrio dinámico e inestable. Pequeñas influencias exteriores son suficientes para alterar esta delicada balanza, causando así marcados efectos generalizados, que en ocasiones pueden prolongarse durante mucho tiempo después de haber cesado el estímulo. Aunque el funcionamiento del sistema nervioso central es unitario, podemos considerar su actividad en varios escalones superpuestos:

Corteza cerebral

La información captada por los órganos de los sentidos llega a través del mesencéfalo y el tálamo hasta las áreas de proyección cortical, donde se efectúa la integración senso-motora. En las áreas neocorticales de asocia-

123

ción (temporales, parietales y occipitales) tiene lugar una segunda integración de los diversos modos de percepción, permitiendo la elaboración de pensamiento abstracto y de conceptos simbólicos. *El lóbulo frontal* desempeña, según Nauta (1971), el último eslabón integrador neocortical, donde se determina el material que debe ser acumulado en la memoria, se prevé el desarrollo de sucesos futuros, y se programan las pautas de acción más convenientes, inhibiéndose las inapropiadas. Por su región dorsal y orbitaria, el lóbulo frontal se halla en íntima conexión con el sistema límbico, del que recibe información sobre el medio interno y el estado emocional.

Recientemente, desde los trabajos de Sperry (1969) y Gazzaniga (1970), se ha venido acumulando evidencia de que los procesos de integración perceptual siguen pautas diferentes en cada uno de los dos hemisferios. El hemisferio dominante (izquierdo en las personas diestras; en los zurdos, la situación es algo más complicada) desarrolla un modo cognitivo de tipo lógico, secuencial, organizando, entre otras cosas, el lenguaje. El hemisferio no dominante posee en cambio un modo cognitivo asindético, global, encargado, entre otras cosas, de la orientación espacial y del pensamiento en imágenes. Ambos hemisferios se hallan estrechamente conexionados a través del cuerpo calloso, permitiendo un intercambio continuo de información e influencia. Galin (1976) ha postulado la existencia de una posible inhibición selectiva y reversible de la transmisión neuronal a través del cuerpo calloso y otras comisuras cerebrales. Una observación que apoya esta hipótesis es la inhibición del córtex contralateral por excitación de algunas de las fibras que van al cuerpo calloso. La desconexión funcional puede deberse a inhibición directa del hemisferio derecho por ciertos tipos de actividad del hemisferio izquierdo, o bien por un bloqueo de la transmisión hacia uno de los hemisferios de la actividad del otro (Bogen, 1969).

En condiciones normales, el hemisferio dominante controla la expresión final de la acción determinada por la integración perceptual conjunta de ambos hemisferios. Sin embargo, en casos de desconexión funcional, cada hemisferio puede hallar su cauce de expresión independiente. Según Galin, la represión y la negación, como mecanismos psicológicos de defensa, tienen como base neurofisiológica una desconexión funcional de los procesos mentales propios del hemisferio derecho. Liberados de la influencia racionalizadora del hemisferio izquierdo, estos procesos mentales continúan su desarrollo de manera inconsciente y pueden expresarse a través de representaciones somáticas y modificaciones neurovegetativas. En el primer caso, se producirían los síntomas de conversión, que curiosamente son –nos hace notar Galin– más frecuentes en el lado izquierdo del cuerpo. En caso de expresión a través del sistema nervioso vegetativo, las modificaciones funcionales de los órganos inervados por este sistema pueden ser lo suficientemente importantes e inadecuadas como para dar origen a diversos trastornos de tipo psicosomático. En este contexto, es importante hacer notar también que la actividad neurovegetativa no es simétrica (Varin, 1971) y que es muy posible que exista una especialización lateral del control visceral, subordinada a la especialización cognitiva hemisférica.

Sistema límbico

Según MacLean (1973), es en el sistema límbico donde se almacenan las pautas innatas de comportamiento, especialmente las relacionadas con el establecimiento de lazos afectivos y delimitación del propio espacio vital. Constituye también el substrato neuronal de la emoción, y está íntimamente ligado con el hipotálamo, hasta el punto de que algunos autores prefieren hablar de sistema limbohipotalámico, y otros incluyen el hipotálamo como parte integrante del sistema límbico (Isaacson, 1974).

Este sistema fue descrito inicialmente por Broca en 1878, quien lo consideró una parte primitiva de la corteza cerebral y lo denominó «lóbulo límbico». Otros nombres con los que también se conoce esta estructura son los de «cerebro visceral» (MacLean, 1949) y «cerebro interno» (Rof Carballo, 1959). En sentido estricto, el sistema límbico comprende la corteza fronto-orbital, el lóbulo cingular, el hipocampo, los núcleos amigdalinos, y los núcleos talámicos anterior

Figura 5. **Sistema límbico**

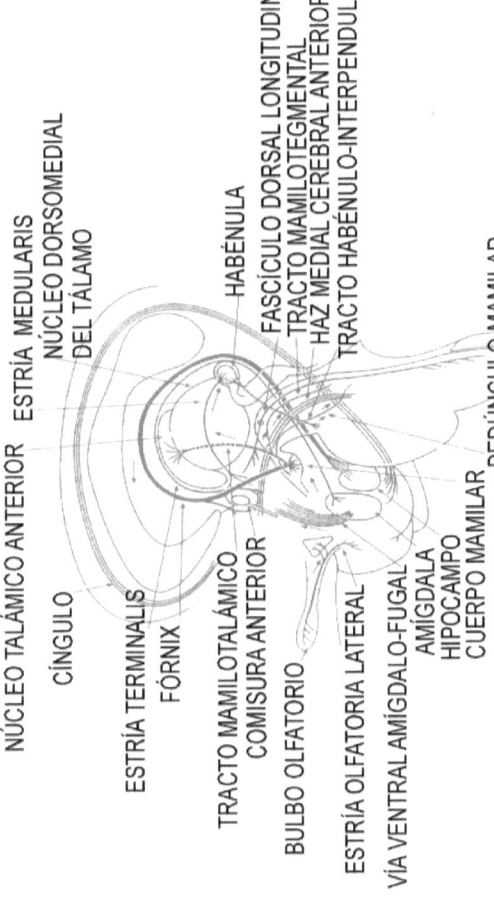

NÚCLEO TALÁMICO ANTERIOR   ESTRÍA MEDULARIS
NÚCLEO DORSOMEDIAL
DEL TÁLAMO

CÍNGULO

ESTRÍA TERMINALIS
FÓRNIX

HABÉNULA
FASCÍCULO DORSAL LONGITUDINAL
TRACTO MAMILOTEGMENTAL
HAZ MEDIAL CEREBRAL ANTERIOR
TRACTO HABÉNULO-INTERPENDULAR

TRACTO MAMILOTALÁMICO
COMISURA ANTERIOR

BULBO OLFATORIO

ESTRÍA OLFATORIA LATERAL

VÍA VENTRAL AMÍGDALO-FUGAL
AMÍGDALA
HIPOCAMPO
CUERPO MAMILAR

PEDÚNCULO MAMILAR

Modificado de Kamdel, 1991

y dorso-mediano, con todas sus conexiones interme-
dias. Todo este conjunto de núcleos y centros nerviosos se dispone en forma circular alrededor del
tálamo e hipotálamo, ocupando la porción interior de
ambos hemisferios. Algunos autores proponen denominar límbico lateral al sistema descrito y consideran la
existencia de un límbico medial, constituido por el septum, el hipotálamo y el tegmento mesencefálico. Los
avances más definitivos en la comprensión de las funciones del sistema límbico han sido logrados gracias al
empleo de electrodos profundos, implantados en las
diversas regiones del mismo. Así, MacLean (1974) ha
demostrado la participación del sistema límbico en la
reacción emocional, gracias a un simple experimento
de condicionamiento animal. Presentando a diversos
animales de experimentación un estímulo simple,
visual o auditivo, los potenciales evocados en el sistema límbico son nulos o de muy pequeña intensidad. Sin embargo, si se añade al estímulo un significado emocional, asociándolo a una situación aversiva
en un paradigma de condicionamiento pavloviano
típico, fuertes descargas son recogidas por los electrodos implantados cada vez que el estímulo es presentado ante el animal. La estimulación eléctrica de
distintas zonas del sistema límbico también permite
conocer la posible función específica de esas regiones, aunque la situación es enormemente complicada, y la estimulación del mismo punto puede producir resultados muy diferentes, según el estado de exci-

tación o inhibición de otras regiones del sistema nervioso central.

Centros cerebrales de recompensa y castigo

Casi simultáneamente, Olds (1954) y Delgado (1954) descubrieron la existencia en el sistema límbico de dos zonas relativamente circunscritas, que parecían asociarse respectivamente a sensaciones placenteras y desagradables. Olds y Milner observaron que ratas estimuladas a través de electrodos implantados en zonas aledañas al fascículo prosencefálico mediano, parecían desarrollar preferencia por el lugar de su jaula donde se encontraban en el momento de la estimulación. En vez de interpretar este hallazgo casual como un artefacto o un fenómeno sin importancia, estos investigadores presumieron haber descubierto la base neurológica de la recompensa. Los animales estimulados en el momento de efectuar una acción, tendían a repetirla, como si la estimulación fuera el premio que facilita el aprendizaje, según la metodología skinneriana típica. Si el paradigma de condicionamiento incluye la posibilidad de autoestimulación, ofreciendo, por ejemplo, al animal una palanca cuyo movimiento produce la descarga de una suave corriente eléctrica en los centros de recompensa, el animal pronto aprende a manejar la palanca, repitiendo incesantemente el mismo gesto. En ocasiones, la actividad autoestimuladora cerebral resulta preferida sobre

Figura 6. **Vías noradrenérgicas centrales (en cerebro de rata)**

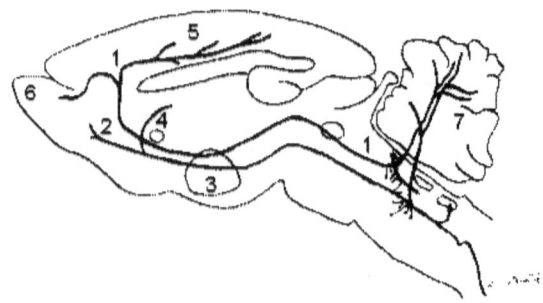

1. Vía noradrenérgica dorsal; 2. Vía noradrenérgica ventral; 3. Hipotálamo;
4. Septum y núcleos centrales; 5. Corteza cerebral; 6. Bulbo olfatorio; 7. Cerebelo

pautas de comportamiento tan fundamentales como la satisfacción del hambre o de la sexualidad (Olds, 1976). Stein (1972) considera que los neurotransmisores más directamente implicados en la fisiología del placer a estos niveles son las catecolaminas, principalmente la noradrenalina.

El sistema noradrenérgico ascendente consta de dos grandes ramas (véase figura 6). La rama dorsal se origina en el locus ceruleus y procede hacia el neocórtex y el hipocampus. La rama ventral se origina en la formación reticular ascendente y se proyecta principalmente hacia el hipotálamo y regiones prosencefálicas. Ambas ramas parecen estar relacionadas con diferentes aspectos de los efectos de la recompensa. La rama ventral sirve de mediador para los efectos puramente físicos, activando y manteniendo la motricidad necesaria para la realización de la tarea premiada; la rama dorsal, en cambio, parece más asociada con la activación de procesos cognitivos, principalmente la planificación y perfeccionamiento del comportamiento premiado. Recientemente, se da cada vez mayor importancia en la mediación de las sensaciones placenteras a las llamadas endorfinas, sustancias afines a los opiáceos, pero de producción endógena.

Delgado, mediante estimulación eléctrica cerebral ha demostrado la existencia de zonas en las que parece residir la base biológica del sufrimiento, y que sirven de mediadores para los efectos del castigo. La región periventricular, el lemnisco medio, y el núcleo ventromedial del hipotálamo son los puntos donde mayor es la respuesta aversiva a la estimulación, existiendo otros numerosos lugares de menor reactividad. La estimulación de estas regiones provoca un comportamiento no muy diferente del conseguido sometiendo al animal a descargas eléctricas en la periferia de su cuerpo. Asociando estimulación de los centros de castigo con otros estímulos, el animal desarrolla una aversión hacia el estímulo condicionado, incluso cuando se trata de la presentación de comida a un animal hambriento.

En pautas de condicionamiento, la estimulación de los centros de recompensa o de castigo puede ser utilizada como refuerzo positivo o aversivo, respectivamente. Sin embargo, como hace notar Isaacson (1974),

131

la situación dista de ser sencilla, y los mismos animales que aprenden tareas para conseguir estimulación cerebral, se esfuerzan en evitarlas si la estimulación dura demasiado tiempo. Una explicación posible de este fenómeno, sería que la estimulación de los centros de recompensa se propagara también a los centros de castigo, respondiendo primero solamente las neuronas relacionadas con el placer. La activación posterior de las relacionadas con el sufrimiento puede deberse a un tiempo de latencia más largo o a la necesidad de reclutar mayor número de impulsos.

La neurotransmisión en los centros de castigo se efectúa principalmente mediante la 5-hidroxitriptamina o serotonina. La neurotransmisión colinérgica juega un papel importante en el decline de la magnitud de las respuestas (habituación), que tiene lugar al repetir la presentación del estímulo condicionado después de un período de entrenamiento (Carlton, 1969). La administración de bloqueadores colinérgicos facilita la adquisición de nuevas respuestas, pero sin embargo, dificulta su repetición una vez bien aprendidas.

Agnosia interoceptiva

El desarrollo de las conexiones entre el sistema límbico y la corteza frontal parece depender de factores relacionados con las experiencias afectivas de las primeras etapas de la vida. Nauta (1971) señala que un defecto o inhibición de las conexiones fronto-límbicas puede ser responsable de la llamada *agnosia interoceptiva*, o incapacidad de integrar los estímulos procedentes del medio interno, con desconocimiento del estado del organismo, y de la relación de éste con factores ambientales.

Los pacientes con *personalidad psicosomática*, presentan algunos rasgos que parecen relacionados con la agnosia interoceptiva de Nauta. Tanto la alexitimia o dificultad de expresar verbalmente las reacciones emocionales, como el pensamiento operatorio, con su carencia de fantasía y contenido afectivo, pueden tener una base neuroanatómica. La desconexión funcional entre el sistema límbico y el lóbulo frontal explicaría estas anomalías, al estar interrumpida la comunicación entre el sustrato de la emoción y la región responsable del lenguaje y los sistemas complejos de integración.

Por otra parte, la incapacidad de percibir el estado interno del organismo puede conducir a sobrecargas funcionales en determinados órganos (músculo cardíaco, articulaciones óseas, aparato respiratorio,...), ocasionando la sintomatología características de numerosos trastornos psicosomáticos. El sustrato de los mecanismos *psicológicos de defensa* se sitúa también en el neocórtex (Galin, 1974), y la desconexión funcional entre sistema límbico y lóbulo frontal da como resultado la relativa inoperancia de los mismos. La excitación neuronal causada por estímulos externos no puede así ser neutralizada por los mecanismos corticales, y se transmite íntegramente a los sistemas neurovegetativo y endocrino, produciendo modificaciones viscerales susceptibles de convertirse en alteraciones patológicas.

Sistema nervioso vegetativo

Se sigue con frecuencia denominando «autónomo» a la parte del sistema nervioso encargada de la regulación de la vida vegetativa, aunque en realidad no existe tal autonomía. Los núcleos diencefálicos en los que se originan los sistemas simpático y parasimpático se hallan en estrecha relación con el sistema límbico y la corteza cerebral, circunstancias de gran interés para la comprensión de numerosos fenómenos psicosomáticos. A través de estas conexiones, la corteza y las reacciones emocionales influyen en procesos neurovegetativos, e, inversamente, la actividad de estos centros subcorticales modula procesos cognitivos y afectivos. Hess, (1954) ha identificado, mediante estimulación eléctrica de zonas diencefálicas discretas, la existencia de dos sistemas encargados de integrar la actividad neurovegetativa con la somática y la psíquica. Estos dos sistemas, ergotrópico y trofotrópico, producen efectos de signo opuesto, y mantienen entre sí un delicado estado de equilibrio, denominado sintonía neurovegetativa. El *sistema ergotrópico* comprende partes del hipotálamo medio y posterior, así como la extensión

frontal de la formación reticular ascendente. Su estimulación prepara al individuo para la acción, aumentando el tono muscular, el estado de alerta y la actividad simpática periférica. El *sistema trofotrópico* comprende las porciones anterior y lateral del hipotálamo, las
áreas preóptica y supraóptica, y el septum. Su función
es reguladora de mecanismos protectores, de descanso

CUADRO 1. **Efectos de la estimulación de los sistemas
ergotrópico y trofotrópico**

	Ergotrópico	**Trofotrópico**
Sistema nervioso autónomo	Aumento de la actividad simpática	Aumento de la actividad parasimpática
EEG	Desincronización	Sincronización
Tono muscular	Aumentado	Disminuido
Sistema endocrino	Elevación de: adrenalina noradrenalina corticoides tiroxina	Elevación de insulina
Emociones	Agresividad, miedo, ansiedad	Calma, serenidad
Conciencia	Estrechamiento. Rigidez	Amplitud. Flexibilidad
Comportamiento	Excitabilidad. Hiperactividad Reaccion de lucha-huida	Inactividad. Reacción de conservación-inhibición

135

y conservación de energía. Su activación disminuye el tono muscular, aumenta la barrera sensorial a estímulos perceptuales y estimula la actividad parasimpática. El aparato digestivo, tanto en funciones de aprovisionamiento como de eliminación, se halla también bajo el control del sistema trofotrópico.

Además de su diferente función y distribución anatómica, estos dos sistemas hacen uso de diferentes monoaminas neurotransmisoras. La dopamina y la norepinefrina son los neurotransmisores específicos del sistema ergotrópico, mientras que la serotonina y la actilcolina lo son del trofotrópico. La relación entre los sistemas ergotrópico y trofotrópico, por un lado, y los centros de recompensa y castigo, por otro, ha sido poco estudiada, pero la evidencia actual parece indicar la participación independiente de diferentes grupos neuronales. Las reacciones ergotrópicas juegan un papel importante en el inicio y mantenimiento de secuencias conductuales, y un nivel crítico de activación de mecanismos ergotrópicos hipotalámicos parece esencial para toda modificación de conducta, y, por tanto, para el aprendizaje. En general, puede decirse que la estimulación del sistema ergotrópico aumenta la reactividad tanto a la recompensa como al castigo, mientras que la estimulación del sistema trofotrópico facilita la tolerancia de ambos. Sin embargo, un grado excesivo de activación ergotrópica puede conducir a la repetición estereotipada de la misma respuesta, con dificultad en la

CUADRO 2. **Efectos periféricos de la actividad
neurovegetativa: Respuestas orgánicas
a la estimulación ergotrópica y trofotrópica**

	Ergotrópico (Simpático)	Trofotrópico (Parasimpático)
Pupila	Dilatación (Midriasis)	Contracción (Miosis)
Glándulas salivales	Secreción pastosa	Secreción clara
Secreción nasal	Aumentada	
Secreción lacrimal	Aumentada	Aumentada
Glándulas sudoríparas		Sudor profuso
Bulbo piloso	Erección ("piel de gallina")	
Pezón mamario	Erección	
Frecuencia cardíaca	Aumentada	Disminuida
Contracción cardíaca	Aumento de fuerza	Dismunición de fuerza
Arterias coronarias	Dilatación	Constricción
Arterias cerebrales	Constricción	Dilatación
Arteria pulmonar	Constricción ligera	
Circulación general	Constricción (hipertensión)	Dilatación (hipotensión)
Músculo bronquial	Dilatación	Constricción
Músculo liso intestinal	Inhibición	Hipertonia
Peristaltismo intestinal	Disminución	Aumento
Esfínteres	Constricción	Relajación
Pene	Eyaculación	Erección

137

adquisición de nuevas pautas de aprendizaje. Además de recibir información de los órganos viscerales, los centros vegetativos mantienen conexiones con las zonas de sensibilidad periférica y, especialmente el sistema ergotrópico, con los husos reguladores del tono muscular. Uno de los mecanismos por los que ciertas técnicas de relajación inducen un estado de conciencia con predominio trofotrópico es, probablemente, la disminución de la excitación constante creada en centros ergotrópicos para la contracción muscular.

SINTONÍA NEUROVEGETATIVA

Los sistemas ergotrópico y trofotrópico ejercen continua influencia recíproca, y el estado de equilibrio dinámico que mantienen se conoce como «sintonía neurovegetativa» (Gellhorn, 1969). En reposo, las fluctuaciones neurovegetativas son prácticamente imperceptibles, pero las más mínimas variaciones del medio pueden inclinar fácilmente la balanza de actividad hacia uno u otro sistema. Las circunstancias estresantes constituyen los estímulos más importantes para el sistema ergotrópico, mientras que la presentación de comida y el contacto dérmico suave lo son del trofotrópico. Es interesante recordar aquí que, gracias a las importantes conexiones de estos sistemas con la corteza y el hipocampo, los estímulos simbólicos pueden

también producir marcados efectos neurovegetativos.
Según la intensidad relativa del estímulo y el grado de
excitabilidad de los centros neurovegetativos hipotalámicos, las leyes del acorde ergotrofo pueden modificarse, siendo posible distinguir tres grados diferentes
de sintonía neurovegetativa. En el primer estadio existe una correspondencia muy fina entre estímulo y respuesta, activándose fácilmente un sistema e inhibiéndose el opuesto. La inversión de la pauta de estimulación invierte inmediatamente la pauta de respuesta,
activándose el sistema antes inhibido e inhibiéndose el
antes activado. Finalmente, cuando cesa la estimulación, la actividad del sistema estimulado decrece,
aumentando la del inhibido hasta alcanzar el estado de
equilibrio pre-estimulación. Las leyes del grado 1 de
sintonía sólo se cumplen mientras la intensidad del
estímulo permanece por debajo de un cierto límite de
tolerancia, característico de cada individuo. Este dintel
es relativamente estable y, en gran parte, constitucional.
Sin embargo, numerosos factores adquiridos pueden
ocasionar una variación del dintel, por encima o por
debajo de lo congénito. Así, Masserman (1971) y
Seligman (1975) han conseguido disminuir el dintel de
reactividad ergotrópica en animales mediante el aprendizaje de pautas conflictivas de conducta. Es muy posible que esta disminución del límite de tolerancia juegue
un papel importante en los síntomas funcionales de
muchos cuadros clínicos neuróticos. La psicoterapia
autógena parece elevar consistentemente el dintel en

cuatro a ocho meses de práctica del método, siendo ésta una de sus vías de acción terapéutica en los trastornos psicosomáticos. La importancia de los factores constitucionales ha sido puesta de manifiesto por Newton (1978) que ha conseguido, cruzando dos animales «nerviosos», una raza de perros en la que se combina un dintel anormalmente bajo de sintonía 1, con alteraciones fóbicas de la conducta.

El grado 2 de sintonía consiste en el nuevo conjunto de leyes de acorde ergo-trofo que se establecen cuando la intensidad del estímulo supera el primer dintel. La estimulación de un sistema se acompaña, como en el caso anterior, de inhibición recíproca del otro, pero la relación entre estímulo y respuesta pierde la fineza característica del nivel anterior. Como consecuencia, cuando el estímulo que ha superado el dintel de tolerancia cesa, la activación del sistema afectado persiste, así como la inhibición correspondiente en el opuesto. Si en estas circunstancias se invierte la estimulación, el segundo sistema no responde, y el anteriormente estimulado no inhibe su actividad, pudiendo incluso aumentarla. Un buen ejemplo de este grado 2 de sintonía puede encontrarse en las diferentes reacciones de dos individuos a un ruido nocturno que les despierta de su sueño. El sujeto normal puede asustarse momentáneamente, iniciar actividad exploratoria e inspeccionar sus alrededores; sin embargo, una vez razonablemente seguro de la ausencia del peligro, vuelve tranquilamente a su sueño. El individuo neurótico reacciona inicial-

Cuadro 3. **Estadios de sintonía neurovegetativa**
entre sistemas ergotrópicos (E) y trofotrópicos (T)

	Estadio 1	Estadio 2	Estadio 3
Receptor del estímulo	(E) o (T)	(E) o (T)	(E) o (T)
Excitación	(E) o (T)	(E) o (T)	Ambos, (E) y (T)
Inhibición	(T) o (E)	(T) o (E)	Ausente
Respuesta a la estimulación del otro sistema	Presente y apropiada	Ausente	Presente, pero exagerada e inapropiada
Cesación del estímulo	Retorno al equilibrio	Persistencia de la excitación	Persistencia de la excitación

mente de la misma manera, quizá con mayor intensidad, pero la actividad exploratoria puede durar largo rato, con excesivo acúmulo de alteraciones funcionales cardíacas, respiratorias, etc., y dificultad en volverse a dormir después de su inquieta búsqueda.

Si la estimulación continúa aumentando, puede llegar a sobrepasar un segundo dintel de tolerancia, modificándose nuevamente las leyes del acorde ergotrofo. Este grado 3 de sintonía neurovegetativa difiere marcadamente de los otros dos, estando ausente el fenómeno de inhibición recíproca de un sistema cuando se estimula el opuesto. Manifestaciones ergotrópicas y trofotrópicas coexisten, independientemente del tipo de estímulo al que el sujeto ha sido

141

sometido. Los clásicos experimentos de Richter (1957) muestran un dramático ejemplo de sintonía de tercer grado. En estos trabajos, ya citados al tratar del estrés, se muestra cómo ratas severamente estresadas presentan síntomas de actividad parasimpática exagerada, que superimpuestas a la respuesta simpática exagerada frente al estrés acaban por ocasionar la muerte del animal. En el hombre, se puede observar la aparición de un síndrome caracterizado por alteración de los procesos lógicos de razonamiento, pérdida del juicio crítico e hipersugestionabilidad, capaz de conducir a enfermedad somática grave o incluso a la muerte, por disregulación neurovegetativa generalizada. Lex (1974) explica de esta manera fenómenos tan dramáticos como los producidos por la brujería y el encantamiento vudú. En realidad, sin llegar a este extremo, ejemplos de los efectos psicofisiológicos de los grados 2 y 3 de sintonía son observables en la práctica clínica diaria. Un sujeto en estadio 2 que se percibe como desvalido y en situación desesperada, no responde a las maniobras de estimulación trofotrópica habituales en estos casos, tales como palabras afectuosas, caricias, etc. La activación ergotrópica inicial, característica de la persona aterrada, puede llegar a superar no sólo el primer dintel, sino también el segundo, entrando en un grado 3 de sintonía neurovegetativa. Con el agotamiento progresivo del organismo, empiezan a predominar las respuestas trofotrópicas típicas de la reacción de inhibición-conservación, pudiendo sobrevenir la muerte por síncope vagal. Los intentos de reanimar al sujeto con estimulaciones de tipo ergotrópico resultan infructuosos, pudiendo, si acaso, aumentar aún más la ya exagerada reactividad trofotrópica.

Las alteraciones de la sintonía neurovegetativa han sido consideradas como básicas para numerosos trastornos psicosomáticos (Gellhorn, 1973). Así, se ha considerado que un fenómeno de hiperactividad trofotrópica, esto es, un grado 2 de sintonía neurovegetativa con predominio trofotrópico, puede contribuir a la úlcera péptica, la hipoglucemia funcional y el síncope vasovagal. En la hipertensión esencial, por el contrario, se supone una alteración de la sintonía con predominio ergotrópico. Por otra parte, en algunos síntomas funcionales típicos de trastornos neuróticos y psicóticos parece jugar un papel importante la inestabilidad del acorde ergo-trofo. Así, en estados de ansiedad es típica la rápida sucesión de descargas trofotrópicas y ergotrópicas, en ocasiones de aparición casi simultánea, coexistiendo taquicardia con diarrea, hipotensión, y sequedad de boca, etc. La estabilización en un grado 2 de sintonía neurovegetativa parece propia de muchos trastornos psicosomáticos, mientras que la inestabilidad de los dinteles, con paso rápido de la sintonía normal a los estadios 2 o 3 y viceversa, es más propia de procesos neuróticos y psicóticos.

MECANISMOS INTERMEDIOS
NEUROENDOCRINOS

En el proceso de transmisión de información de una célula a otra, función indispensable para la existencia de organismos pluricelulares, los mecanismos humorales son probablemente los más antiguos filogenéticamente. El sistema endocrino recibe estímulos de dentro y fuera del organismo y responde a cambios del medio interno o del externo con secreción de sustancias activas sobre sus células diana. La similitud con el sistema nervioso es evidente, y ambos sistemas constituyen las dos grandes vías de comunicación interna del organismo. La neurotransmisión es más rápida, pero menos sostenida y parece más indicada para respuestas urgentes; la transmisión endocrina es relativamente más lenta, pero más sostenida. Es importante hacer notar que las neuronas segregan sustancias neurotransmisoras a los espacios sinápticos, y no es de sorprender que algunos de estos neurotransmisores sean elaborados por el sistema endocrino, tales como la adrenalina y la noradrenalina. Por otra parte, numerosas hormonas ejercen una acción directa sobre distintos grupos neuronales, cerrando así el círculo de las correlaciones neuroendocrinas (Brown, 1977). La transmisión de información y directivas desde el sistema nervioso al endocrino se efectúa gracias a los transductores neuroendocrinos de Wurtman (1971). Son éstas unas células híbridas, con conexiones sinápticas aferentes, como verdaderas neuronas, pero que elaboran sustancias de tipo

CUADRO 4. **Las células transductoras neuroendocrinas reciben inervación directa, de la que dependen para realizar su función secretora**

Localización	Inervación	Secreción
Células cromafines de la médula suprarrenal	Colinérgina	Adrenalina Noradrenalina
Parénquima de la glándula pineal	Noradrenérgica	Melatonina
Núcleos supraóptico y paraventricular	Noradrenérgica y Colinérgica	Vasopresina Oxitocina
Nucleous arcoatus	Noradrenérgica Dopaminérgica	Hormonas hipofisotrofas
Células yuxtaglomerulares	Noradrenérgica	Renina

hormonal, liberadas directamente al torrente circulatorio. Aunque su localización más preeminente es el hipotálamo, existen células neuroendocrinas en la médula suprarrenal, glándula pineal, y riñón. En el cuadro 4 se presenta la distribución de las distintas células neuroendocrinas, con su inervación correspondiente.

COMUNICACIÓN NEUROENDOCRINA

Los procesos de secreción interna están regulados por complejos mecanismos de retroalimentación o *feedback* en los que se engloban el sistema nervioso central,

Figura 7. **Mecanismos de control por realimentación (feedback) de la secreción endocrina**

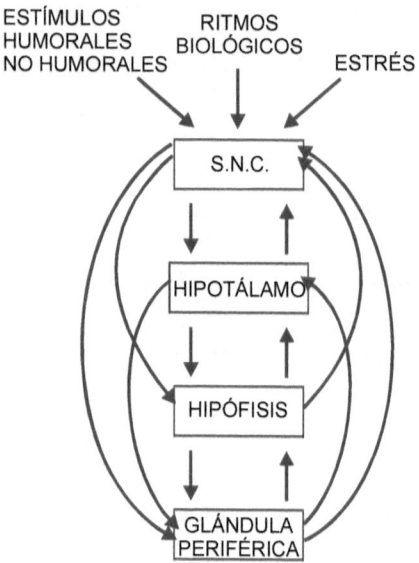

órganos endocrinos centrales y órganos endocrinos periféricos. Hasta hace poco, se consideraba como órgano endocrino central por antonomasia a la hipófisis, pero desde hace no mucho tiempo el hipotálamo ha adquirido una mayor importancia en este sentido, hablando algunos autores del «hipotálamo endocrino» (Jeffcoate, 1978). En el esquema de Scherrer (fig. 7) se ilustran estas complejas relaciones. Cuando esa hormona es segregada por una glándula periférica, la elevación de su concentración en la sangre disminuye la síntesis o la secreción (o ambas) de la hormona pituitaria estimuladora de dicha glándula periférica. Esta inhibición puede efectuarse directamente sobre la hipófisis o bien sobre el hipotálamo, e, incluso, sobre otras regiones del sistema nervioso hipotalámico se ejerce a través de mecanismos humorales. Las conexiones limbo hipotalámicas son, sin duda, el sustrato anatómico de la influencia de las emociones sobre las secreciones internas. Los núcleos supraóptico y paraventricular, situados en la porción anterior del hipotálamo, contienen neuronas secretoras de oxitocina y vasopresina y hormona antidiurética, que se vierten a través del axón a la hipófisis posterior. Esta sirve simplemente de receptáculo previo a la liberación de estas hormonas a la sangre circulante, y no tiene función secretora propia. Otros grupos de células neurosecretoras se sitúan a lo largo de la eminencia media hipotalámica y del *nucleous arqueatus,* llevando sus productos hasta la hipófisis anterior a través de la circulación venosa, ya que las venas hipotalámicas constituyen un auténtico sistema porta que perfunde directamente la hipófisis. Las neurosecreciones hipotalámicas tienen un efecto activador o inhibidor de las diversas hormonas propias de esta glándula, de donde procede el nombre genérico con que fueron designados inicialmente (factores liberadores y factores inhibidores hipotalámicos). Actualmente, algunos autores emplean el término de neurohormonas, mientras que otros prefieren el de prehormonas hipotalámicas o, incluso, el de hormonas hipofisiotropas. En el cuadro 5 se presentan los nombres de cada uno de los factores estimuladores o inhibidores conocidos, así como la influencia que ejercen en las distintas secreciones hipofisarias. El hipotálamo posterior influye también sobre

CUADRO 5. **Jerarquización secretora hipotálamo-hipofisaria-glándulas endocrinas periféricas**

REGULACIÓN HIPOTALÁMICA DE LA SECRECIÓN ADENOHIPOFISARIA		
Hormona hipotalámica	**H. Hipofisaria**	**H. periférica**
CRF (liberador de corticotropina	ACTH	Corticoides
TRF	TSH	Tiroxina
GRF o GH-RH (estimulante)	GH (STH)	
GIF o Somatostatina (inhibidora)	GH	
LRF (LH-RH)	LH	Estrógenos
FRF (FSH-RH)	FSH	Testosterona progesterona
PRF (estimulante)	Prolactina	
PIF (inhibidora)	Prolactina	

la secreción de adrenalina y noradrenalina de la médula suprarrenal a través del sistema simpático, y la secreción de insulina y glucagón puede ser asimismo modificada por influencias simpáticas y parasimpáticas.

HORMONAS Y COMPORTAMIENTO

La influencia mutua entre hormonas y comportamiento es un hecho de observación muy antiguo, y Cleghorn (1977) ofrece en una revisión reciente los distintos modos de conceptualizar esta relación a través del tiempo. Leshner (1978) observa que la influencia de las hormonas en el comportamiento no tiene por qué estar necesariamente mediada por el cerebro. Los importantes efectos endocrinos en los procesos metabólicos pueden ser un primer factor modificador de conducta, al alterar el estado general del organismo. Así, por ejemplo, el déficit relativo de hormona tiroidea ocasiona un enlentecimiento en la degradación de los carbohidratos, disminuyendo el aporte energético necesario para la actividad voluntaria. Un segundo mecanismo por el que las hormonas pueden influir en el comportamiento, es a través de la modificación en el estado de sensibilidad de las áreas sensoriales periféricas. Cuanto mayor es la sensibilidad de un receptor tisular, mayor es la probabilidad de que un estímulo actuando sobre él produzca una respuesta perceptual. Así, por ejemplo, aumentos de actividad corticosuprarrenal y gonadal estimulan la receptivi-

149

FIGURA 8. **Relaciones entre el hipotálamo y la hipófisis**

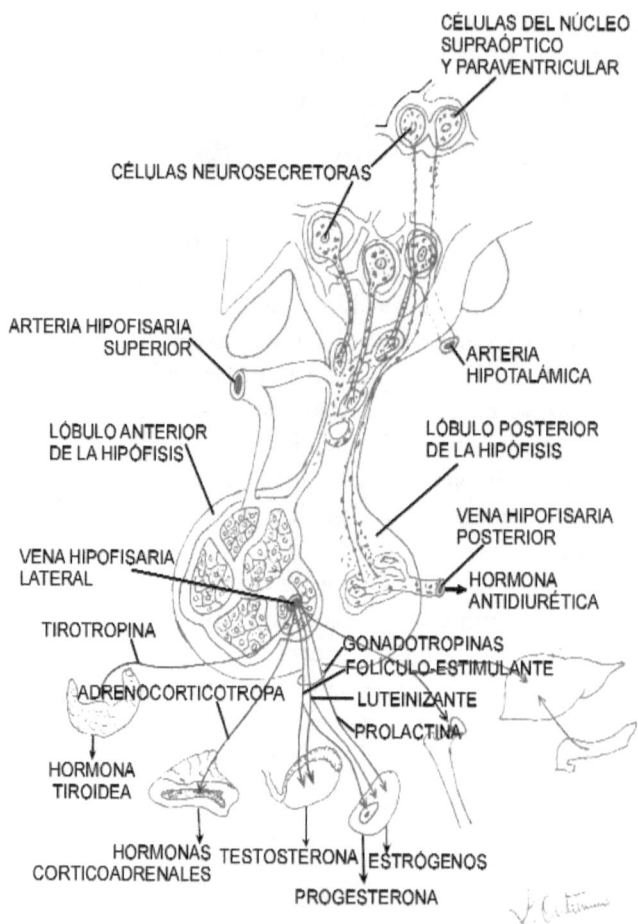

dad olfatoria, lo cual puede tener importantes efectos en el comportamiento, no solamente de los animales, sino también del hombre (Vernikos, 1972). Sin embargo, la influencia principal de las hormonas sobre el comportamiento está sin duda mediada por el sistema nervioso central. La acción endocrina sobre el cerebro puede ejercerse mediante algunos de los siguientes mecanismos (Martin, 1977): *1)* Efectos inespecíficos, causando alteraciones en el medio interno que modifican el normal funcionamiento de las células nerviosas. *2)* Acción directa, modificando el flujo electrolítico a través de la membrana, y las propiedades eléctricas de la misma. *3)* La función sináptica, y la biosíntesis y catabolismo de las monoaminas cerebrales puede ser influida por diversas hormonas. La capacidad de modificar la actividad neurotransmisora de la sinapsis justifica que diversas hormonas y fracciones hormonales hayan sido consideradas como neurorreguladores o *neuromoduladores* (Usdin, 1977).

La mediación cerebral de los efectos comportamentales de las hormonas se pone de manifiesto mediante dos tipos de experimentos (Leshner, 1978): *1)* Las áreas cerebrales implicadas en el control de pautas específicas de comportamiento, responden con gran actividad eléctrica a la administración local de aquellas hormonas relacionadas con esas mismas pautas de comportamiento. *2)* Las alteraciones de la conducta inducidas por ablación de órganos endocrinos desaparecen cuando las hormonas eliminadas se administran exógenamente. Pero la inyección directa de esas hormonas en lugares cerebrales específicos tiene también, generalmente, el mismo efecto restaurador de la conducta normal.

Los efectos de las hormonas sobre el comportamiento pueden ser inmediatos, o bien retardados. Al primer grupo pertenecen todas las correlaciones entre el estado hormonal del individuo y su comportamiento en una situación dada. La secreción endocrina de una hormona determinada cambia continuamente, y pueden observarse modificaciones psicológicas paralelas a los ritmos endocrinos biológicos, tal como en el caso del ritmo menstrual de la mujer, o de las variaciones de la vigilancia a lo largo del ritmo circadiano de cortisol. Los efectos remotos de las hormonas se deben a su influencia en la organización funcional cerebral. Estos últimos efectos son, naturalmente, mucho más importantes durante los estadios primitivos del desarrollo. Alteraciones endocrinas en esta época temprana pueden determinar trastornos de la organización cerebral endocrina, y del comportamiento en la edad adulta. El ejemplo más dramático es el retraso mental característico del cretinismo, ocasionado por deficiencia tiroidea prenatal o en las primeras semanas de la vida. Este trastorno pasa con frecuencia desapercibido hasta la edad escolar. Por otra parte, Stabenau (1967) ha mostrado que los niños con deficiencia tiroidea subclínica y bajo peso al nacer tienen mayores probabilidades de desarrollar psicosis esquizofrénicas en su edad adulta que los niños normales. Las hormonas sexuales ejercen también durante la primera infancia o época prenatal un poderoso efecto organizador del comportamiento postpuberal y del adulto.

A pesar de su indudable interés, las correlaciones entre estado endocrino y comportamiento se salen fuera del campo de los mecanismos psicopatogenéticos en medicina. El lector interesado en profundizar sobre este tema puede consultar las excelentes monografías de Beach (1948), Whalen (1967), Levine (1972), Eleftheriou (1975), Sachar (1975), y Leshner (1978).

EXPERIENCIA Y SECRECIÓN ENDOCRINA

De mayor relevancia para el campo de la psicosomática es la comprensión de los efectos que influencias externas, estados de ánimo, procesos cognitivos y pautas de comportamiento ejercen en la secreción hormonal. Ya hemos visto al principio de esta sección cómo las experiencias del individuo, integradas por el sistema nervioso central, y codificadas en forma de impulsos nerviosos, pueden modificar la economía orgánica a través del sistema neurovegetativo. El hipotálamo, verdadero eje central de la homeostasis, dirige, no solamente el control neural de la vida vegetativa, sino también el endocrino. Las células neuroendocrinas hipotalámicas reciben su inervación prioritariamente del sis-

153

tema límbico, y a esta acción pueden atribuirse los efectos que ciertos factores emocionales ejercen sobre las secreciones hormonales sistemáticas. La estimulación eléctrica del hipocampo y de otras estructuras límbicas modifica la producción de hormonas sexuales (McLean, 1974) y de ACTH (Ganong, 1974). La localización de áreas cerebrales específicas, cuya excitación experimental induce importantes cambios en las secreciones internas, es un área de investigación en continuo desarrollo (Jeffcoate, 1979).

Quizás aún más interesante es la consideración de la influencia que el metabolismo de los neurotransmisores, fundamentalmente las monoaminas cerebrales y la acetilcolina, ejerce sobre la actividad de las células neuroendocrinas. Esta relación ha podido estudiarse mediante la administración de fármacos que modifican la concentración de estas sustancias, o bien actúan sobre los receptores, alterando su sensibilidad al neurotransmisor. En lo que se refiere a las catecolaminas, ha podido demostrarse que la noradrenalina ejerce un efecto inhibidor sobre el factor hipotalámico liberador de corticotropina, y, por tanto, sobre la secreción de ACTH por la hipófisis. La dopamina regula de manera similar la secreción de prolactina, y las drogas que bloquean la neurotransmisión dopaminérgica, como los neurolépticos, consistentemente elevan los niveles plasmáticos de prolactina. Esta elevación puede contrarrestarse mediante la administración de precursores de la dopamina, como la L-DOPA, o de agonistas,

como el estimulador del receptor dopaminérgico apomorfina. La aparente simplicidad de estas relaciones se
ve complicada por la acción moduladora de unos neurotransmisores sobre la acción principal de los demás.
Así, por ejemplo, la acetilcolina, que en condiciones
basales no parece influir en la secreción de prolactina
en humanos, es capaz de modificarla significativamen-
te en condiciones de bloqueo dopaminérgico. La asociación de atropina, un anticolinérgico, con haloperidol, un antidopaminérgico, induce una elevación de la
secreción de prolactina superior a la obtenida con solamente haloperidol. De manera inversa, la asociación de
haloperidol con fisostigmina, un activador colinérgico,
reduce la elevación inducida por el haloperidol. Tanto
la atropina como la fisostigmina carecen de efectos
sobre la secreción de prolactina cuando se administran
individualmente.

Los efectos del estrés y diferentes estados afectivos
sobre las secreciones internas, pueden explicarse por las
variaciones que dichas experiencias inducen en la actividad monoaminérgica cerebral. Elefthriou (1975) muestra
cómo, en muchos animales, el sufrimiento de una derrota se acompaña de modificaciones en la síntesis de proteínas cerebrales, con alteración de las concentraciones
de diversos neurotransmisores en distintas áreas del cerebro. Un modelo reciente sobre la génesis de la depresión
considera que ésta se debe a la sensación de ser incapaz
de obtener gratificación, sensación adquirida por aprendizaje, tras un período de fracasos repetidos. La deplec-

ción cerebral de catecolaminas que se observa en numerosos estados depresivos puede ser inducida por experiencias frustrantes repetidas. El aumento de cortisol plasmático en ciertos enfermos depresivos puede así explicarse por un déficit cerebral de noradrenalina. Recordemos que la secreción de ACTH es inhibida por actividad noradrenérgica, y que, por lo tanto, al disminuir este neurotransmisor en el hipotálamo se suprime la inhibición tónica, permitiendo las elevaciones periféricas observadas en el cortisol. El aumento de cortisol en situaciones de estrés obedece, probablemente, a un mecanismo diferente, consistente en la excitación directa de las células neuroendocrinas productoras del factor liberador de corticotropina. En efecto, las vías excitadoras procedentes del tálamo y del sistema límbico, que utilizan serotonina y acetilcolina como neurotransmisor, son las encargadas de transmitir los efectos de la estimulación dolorosa o estresante al hipotálamo. Es interesante notar aquí cómo similares alteraciones periféricas (elevación de cortisol) pueden ser obtenidas por dos mecanismos muy diferentes: bloqueo de la inhibición, en el caso de la depresión, y aumento de la estimulación, en el caso del estrés.

El aumento de prolactina en situaciones de estrés se debe muy posiblemente al mismo fenómeno, con elevación de su factor liberador por la acción hipotalámica excitadora de fibras serotoninérgicas (Jeffcoate, 1978).

La regulación de la hormona del crecimiento se ejerce, en gran parte, por acción catecolaminérgica, teniendo la dopamina un importante papel estimulador de la secreción neuroendocrina del factor liberador de esta hormona (GHRH). Las células hipotalámicas secretoras de GHRH, poseen receptores α- y β- adrenérgicos, y mientras la estimulación noradrenérgica alfa aumenta su secreción, la beta la inhibe (Jeffcoate, 1978). La serotonina tiene también un efecto estimulador de la producción de GHRH, y por lo tanto de hormona del crecimiento. Hasta la fecha, no se conocen bien los neurotransmisores que regulan la secreción del factor inhibidor de la hormona del crecimiento o somatoestatina. Aparte de su respuesta a factores metabólicos, la hormona del crecimiento es extraordinariamente sensible a influencias psicológicas, tanto o más que el ACTH. El significado de esta relación, desde el punto de vista adaptativo, puede estar en la necesidad de aumentar el metabolismo energético y la protección de los tejidos tras situaciones de estrés, fenómenos que promueven la hormona del crecimiento. Por el contrario, ciertas formas de estrés crónico y, sobre todo, la deprivación afectiva deprimen poderosamente la producción de esta hormona. El síndrome denominado «enanismo psicosocial», caracterizado por retraso en el crecimiento, y, en ocasiones, en el desarrollo intelectual, parece tener este origen, pues los niños afectos se recuperan rápidamente al cambiar de ambiente y ser sometidos a los cuidados solícitos de personas cariñosas. La hormona del crecimiento, inicialmente baja y poco reactiva a estímulos metabólicos, se eleva y recu-

157

pera su reactividad normal en poco tiempo, cuando el niño recibe el afecto necesario para su desarrollo. En el libro de Sachar (1975) se dedican dos capítulos a este síndrome. También puede consultarse la obra sobre *Niños difíciles*, dirigida por J. Arana, cuya referencia se incluyó en la bibliografía de la sección sobre el estrés.

A diferencia de las hormonas descritas más arriba, que se conocen con frecuencia bajo el nombre de «hormonas de estrés», las hormonas sexuales son afectadas de manera adversa por todo estímulo que implique aprensión o angustia. Sin embargo, en ciertas circunstancias de peligro, cuando el sujeto tiene la sensación de que su actuación cuenta con la aprobación social, la secreción de gonadotropinas no sólo no disminuye, sino que aumenta. Por el contrario, la pérdida de jerarquía social, el fracaso en la persecución de expectativas que habrían de alcanzar una mayor consideración social para el individuo, o simplemente la derrota en una confrontación territorial, conllevan todas ellas una disminución importante de hormonas sexuales, por lo menos en el varón (Henry, 1976).

Quizá más importantes todavía son las consideraciones sobre los efectos crónicos que las alteraciones psicosociales persistentes pueden tener en la organización endocrina, y, en consecuencia, en toda la economía orgánica. Baste recordar lo que se ha dicho al tratar de la «ley general de la homeostasis», al final de la sección sobre el estrés, para comprender que la hiperfunción subclínica de una glándula, si se mantiene durante un período suficientemente largo de tiempo, puede inducir alteraciones tisulares en sus órganos diana. Por otra parte, como describe Leshner (1978), la organización endocrina requiere el establecimiento de complejos sistemas de retroalimentación, tanto excitadora como inhibidora, proceso iniciado durante la vida intrauterina, pero que no se completa hasta los primeros años de la vida. Estímulos de orden hormonal actuando a estas edades pueden modificar de manera muy significativa los mecanismos de respuesta endocrina del adulto. Tal vez, las investigaciones sobre estos fenómenos permitan una demostración biológica de las múltiples teorías psicológicas sobre los decisivos efectos de las experiencias tempranas en el comportamiento y salud general del adulto.

MECANISMOS INTERMEDIOS INMUNOLÓGICOS

El sistema inmunitario juega un papel importante en la adaptación biológica, contribuyendo al mantenimiento de la homeostasis y al desarrollo integral del organismo. Con el sistema nervioso y el endocrino, este tercer sistema de organización y defensa posee receptores de las variaciones internas, procesos de reconocimiento y clasificación de estímulos, y mecanismos efectores. La evidencia clínica y experimental indica que ciertos factores psicosociales y estados emocionales pueden influir en la resistencia a infecciones, y en el desarrollo y evolución de enfermedades autoinmunes, neoplasias y estados de hipersensibilidad. Todo esto sugiere un posible papel mediador de la función inmunitaria entre procesos psicológicos y somáticos, pudiendo ser considerada como uno de los mecanismos psicopatogenéticos en psicosomática. Esta relación intermedia no parece ser directa, sino que está a su vez mediada o controlada por factores neurofisiológicos y endocrinos. Sin embargo, algunos científicos rusos intentan realizar experimentos directos de condicionamiento inmunitario, y aunque sus resultados no son convincentes, la posibilidad de que procesos de aprendizaje afecten el funcionamiento del sistema inmunitario empieza a ser hoy día bien aceptada.

Antes de proseguir con más detalle la relación entre estrés, aprendizaje e inmunidad, profundizando en el control de la respuesta inmune por los sistemas nervioso y endocrino, es conveniente una breve exposición de la organización general del sistema inmunitario.

EL SISTEMA INMUNITARIO

Los linfocitos inmunocompetentes constituyen las células básicas de este sistema. Son células dotadas de mecanismos moleculares para la codificación y almacenamiento de la información, probablemente muy similares a los de las neuronas. Los linfocitos circulan

libremente por todo el organismo, y se hallan particularmente concentrados en los ganglios linfáticos y en
el bazo. En cuanto a su origen, se distinguen dos tipos
de linfocitos, los linfocitos T, derivados de la glándula
tímica, y los linfocitos B, cuyo origen más probable en
el hombre son las estructuras linfoides intestinales.

La respuesta fundamental del sistema inmunitario
consiste en una reacción compleja y especializada,
dirigida contra proteínas y polisacáridos de composición diferente a la idiosincrásica del organismo. Estas
sustancias extrañas se denominan antígenos y la respuesta que desencadenan es muy específica, reprodu-
cible, y, generalmente, más intensa cada vez que es
evocada.

Siguiendo a Solomon (1979) podemos distinguir
tres fases en la respuesta inmunitaria. En la primera
fase o fase *aferente* el antígeno es identificado, aislado y
presentado al sistema inmunitario, habitualmente
mediante fagocitosis por los macrófagos. La segunda
fase o *fase central* comprende la respuesta inmunitaria
propiamente dicha, con proliferación de linfocitos y
desarrollo de dos tipos posibles de respuesta inmunitaria: la celular, dependiente de los linfocitos T y la
humoral, dependiente de los B. Por último la *fase eferente* se caracteriza por la acción de las células específicas sobre el antígeno y la producción de anticuerpos
humorales específicos. Además de macrófagos y linfocitos, otras células activas en la fase eferente son los
leucocitos polimorfonucleares, los fagocitos macrófa-

gos y las células cebadas, que liberan histamina y serotonina. El sistema del complemento consiste en una serie de proteínas independientes que reaccionan entre sí cuando son activadas por complejos antígenos anticuerpos, interviniendo entonces en procesos inflamatorios y citolíticos.

Respuesta inmunitaria humoral. Consistente en la producción de anticuerpos circulantes, esta respuesta es la habitual cuando el antígeno es soluble y de difusión humoral. Los macrófagos presentes en la médula de los ganglios linfáticos y en la pulpa roja del bazo capturan los elementos antígenos a su paso, y parecen enviar un mensaje a los linfocitos B situados en su proximidad. La proliferación de células B conduce a la formación de células plasmáticas, productoras de gammaglobulina, que por su función se denominan inmunoglobulinas (Ig). Hasta el momento, se han identificado en el hombre cinco clases diferentes de inmunoglobulinas, designadas con las letras M, G, A, E y D. Cada anticuerpo está formado por una molécula de inmunoglobulina, con una configuración especial que la hace altamente específica para el antígeno contra el que ha sido producida. La formación de complejos antígenos-anticuerpo facilita la eliminación del antígeno, tiene un efecto neutralizante de la acción tóxica de éste, y si el antígeno es una célula (por ejemplo, una bacteria) produce citolisis de la misma. La Ig M es más eficaz contra los antígenos celulares que contra los solubles, mientras que la Ig G combate bien los antígenos solubles, las toxinas, y los restos o partículas tisulares. La Ig A, aunque no es la más abundante en la circulación general, predomina en las secreciones exocrinas, estando presente en la piel y en las membranas mucosas. La Ig E, antiguamente denominada «reagina» parece relacionada con los fenómenos alérgicos, y su función defensiva es dudosa. La acción de la Ig E sobre el antígeno se acompaña de liberación local de histamina, responsable de los fenómenos alérgicos observados en el lugar de la interacción.

Respuesta inmunitaria celular. A diferencia de la anterior, esta respuesta se produce contra antígenos fijados al tejido, sin difusión humoral. Linfocitos pequeños de tipo «T», que atraviesan continuamente los tejidos del organismo, son sensibilizados al encontrar un antígeno en su paso, y transmiten la información al nódulo linfático más próximo, donde entran en los folículos corticales. Allí proliferan, y en pocos días se convierten en células de mayor tamaño con actividad inmunológica, propagándose a continuación hacia otros ganglios linfáticos, donde continúa su multiplicación. Estos linfocitos activados pasan a la circulación general y llegan al antígeno tisular, donde inician procesos citolíticos o inflamatorios. Las reacciones inmunitarias a los trasplantes, la hipersensibilidad retardada, y los fenómenos autoinmunes son aspectos de esta respuesta. Burnet (1971) considera esta respuesta como parte de un sistema de vigilancia encargado de eliminar células aberrantes, producidas por mutación de las células normales del organismo. Según esta teoría, una deficiencia relativa en los procesos inmunitarios celulares puede favorecer el desarrollo de tumores cancerosos.

ESTRÉS E INMUNIDAD

Las observaciones clínicas relacionando situaciones de estrés con mayor susceptibilidad a enfermedades infecciosas son relativamente frecuentes. Además de esta evidencia circunstancial, varios estudios experimentales muestran la influencia del estrés psicosocial sobre la respuesta inmunitaria. Rasmussen ha realizado diversos estudios con ratones estresados mediante procedimientos de condicionamiento aversivo. En este modelo, los ratones reciben una señal luminosa o acústica, seguida inmediatamente de una descarga eléctrica. En el breve intervalo de tiempo entre las dos, el ratón puede librarse de los efectos de la descarga saltando sobre una barrera. La exposición durante varios días a estas condiciones de entrenamiento, durante períodos de seis horas diarias, resulta en una mayor susceptibilidad al virus del herpes simple, al de la poliomielitis, al coxsackie B, y al poliovirus. La disminución de la actividad inmune parece ser atribuible al estrés situado con el condicionamiento aversivo, obteniéndose resultados similares con el empleo de otras circunstancias estresantes, tales como inmovilización, ruidos de alta intensidad, etc. Petrovski, entre otros investigadores rusos, ha estudiado las modificaciones en la producción de aglutininas, asociadas con trastorno de la conducta inducido por estímulos estresantes. Según este autor, la disminución de los títulos de anticuerpos circulantes guarda proporción directa con la intensidad y duración de las alteraciones del comportamiento producidas por el estrés. En el hombre, Park (1971) ha puesto en evidencia un efecto inmunosupresivo atribuible al estrés quirúrgico. Mediante técnicas de cultivo de tejidos, linfocitos procedentes de pacientes sometidos a diversas intervenciones quirúrgicas fueron estimulados con fitohemaglutinina, demostrándose una disminución importante de su capacidad de transformación linfoblástica. Estos resultados eran más evidentes en enfermos cancerosos y cardíacos, explicando en parte la aceleración postoperatoria de las metástasis, tan frecuentemente observada en los primeros, y la tendencia a síndromes infecciosos en los segundos.

Sin embargo, esta disminución de la actividad inmunitaria por el estrés no es un fenómeno universal, y, así, Marsh (1963) ha demostrado una mayor resistencia al virus de la poliomielitis en monos sometidos a un paradigma estresante de aprendizaje aversivo. Por otra parte, circunstancias psicosociales que disminuyen la respuesta inmunitaria hacia ciertos antígenos, pueden activarla con relación a otros. Así, Friedman (1969), comparando ratas criadas en grupo y en solitario, observó que las primeras eran más susceptibles a la infección con plasmodio, pero, por el contrario resis-

tían mejor la infección por el virus de la encefalomio-
carditis. De todas maneras, es importante tener en
cuenta, como señala Amkraut (1975), que el aumento
de la susceptibilidad a enfermedades infecciosas puede
estar relacionado con alteraciones en las barreras
defensivas previas a la reacción inmunitaria propiamente dicha. La composición de secreciones puede
modificarse por efectos del estrés, probablemente a
causa del aumento de corticoides circulantes, facilitando el paso de gérmenes a través de las barreras epiteliales y mucosas.

La estimulación psicosocial excesiva es, como ya
hemos visto en secciones precedentes, una importante fuente de estrés. El hacinamiento reduce la respuesta inmunitaria a la inmunización con flagelina
(Solomon, 1979), y el título de anticuerpos circulantes
en ratas hacinadas es inferior al de los animales man-
tenidos en aislamiento (Vessey, 1964). Edwards (1977)
ha demostrado una respuesta inmunitaria deficiente
en ratones hacinados inoculados con bacilo tifoideo.
El estrés del hacinamiento se presenta cuando más de
treinta ratones de laboratorio se ven obligados a con-
vivir en una caja de 25 x 50 cm. La supervivencia a la
inoculación del bacilo tifoideo es mucho mayor si no
hay más de diez ratones en este espacio, aumentando
progresivamente la mortalidad y disminuyendo el título de anticuerpos circulantes al incrementarse el
número de ratones. Como dato adicional interesante,
ratones de cepas agresivas, que adoptan actitud domi-

nante, parecen mantener una mayor producción de anticuerpos y una mejor supervivencia que los ratones temerosos y subordinados.

Las experiencias estresantes tempranas parecen influir en la respuesta inmunitaria del adulto. Los resultados a este respecto son, sin embargo, relativamente contradictorios. Levine (1959) encontró que, si ratas lactantes eran tomadas diariamente durante breves minutos en las manos del investigador, su respuesta inmunitaria al trasplante de leucemia linfoide cuando eran adultas se hallaba disminuida. Por el contrario, Solomon (1968) ha demostrado que las ratas sometidas al mismo procedimiento responden con mayor intensidad a la inmunización con flagelina. Existe la posibilidad de que algunos procedimientos que disminuyen la inmunidad humoral puedan activar la celular, y viceversa.

Animales estresados parecen sufrir una disminución de la respuesta inmunológica celular, tolerando durante más tiempo los injertos y trasplantes que los animales no estresados, y permitiendo una mayor difusión de células humorales implantadas (Solomon, 1979). Sin embargo, en ocasiones se produce la respuesta inversa, con potenciación de los mecanismos inmunológicos de defensa tras situaciones de estrés, sin que hasta la fecha haya podido aclararse debidamente este fenómeno.

En cuanto a los fenómenos de hipersensibilidad existe abundante evidencia clínica de la influencia de los estados emocionales en la aparición e intensidad

167

posterior de reacciones alérgicas. Factores emocionales e inmunológicos parecen contribuir concomitantemente al desarrollo y mantenimiento de susceptibilidades alérgicas, variando la importancia relativa de cada uno de ellos en distintos pacientes, y en distintos momentos de la vida de cada paciente (Jacobs, 1967). En algunos enfermos alérgicos las variables emocionales pueden no jugar ningún papel, y en el extremo opuesto puede haber enfermos que presenten reacciones alérgicas incluso en ausencia absoluta de alergenos, bajo los efectos de la sugestión o de la alteración emocional. La mayoría de los pacientes, sin embargo, parecen estar comprendidos entre estas dos situaciones extremas, y es frecuente obtener alivio de enfermedades alérgicas, tales como el asma, mediante técnicas simples de relajación o autohipnosis.

APRENDIZAJE E INMUNIDAD

Ya hemos mencionado los efectos del condicionamiento aversivo crónico sobre la respuesta inmunitaria. Los resultados de Rasmussen y Petrovski, sin embargo, son atribuibles más al estrés asociado con el procedimiento que a los efectos del aprendizaje *per se*. Sin embargo, algunas observaciones clínicas sugieren la posible importancia de factores de aprendizaje en la repetición de algunas enfermedades infecciosas. Así, uno de los casos presentados en las primeras páginas de este capítulo, al tratar del síndrome de conversión, ilustra la relación entre amigdalitis y repetición de la situación emocional en que la infección se presentó por primera vez. Es también posible que algunos pacientes asocien ciertas circunstancias, no necesariamente estresantes, con alteraciones de la respuesta inmune. Greene, cuyos estudios se presentan en el apartado correspondiente a la enfermedad cancerosa, aporta numerosas observaciones que pueden interpretarse como el resultado de una inmunosupresión condicionante por factores psicosociales.

Ader (1975), en un elegante estudio experimental, aporta evidencia convincente sobre la posibilidad de condicionar ciertos aspectos de la respuesta inmunitaria. En trabajos previos sobre condicionamiento aversivo del gusto, este investigador observó que los animales tratados con ciclofosfamida presentaban mayor mortalidad que los tratados con otras sustancias, igualmente tóxicas. La ciclofosfamida, un agente inmunodepresor, era utilizada como estímulo incondicionado por su capacidad de producir alteraciones grastrointestinales. Los alimentos presentados al animal durante la administración parenteral de ciclofosfamida eran rechazados más tarde por éste, creándose así un condicionamiento aversivo hacia el sabor de los mismos. Si, por ejemplo, se inducía una aversión al sabor dulce, y posteriormente se añadía sacarina a los bebederos, el consumo de agua resultaba muy inferior a lo habitual. Los animales se veían, sin embargo, forzados a consumir una cierta can-

169

tidad de líquido, y, según la hipótesis inicial de Ader, era precisamente este consumo forzado el responsable de cambios biológicos deletéreos para el animal.

En un estudio posterior, empleando ratas aversivamente condicionadas al sabor dulce, Ader y sus colaboradores trataron de provocar una respuesta inmunitaria mediante inyección de glóbulos rojos de carnero. Los animales testigo, así como las ratas condicionadas que consumieron agua normal, presentaban títulos adecuados de hemaglutininas. Las ratas no condicionadas consumían con satisfacción el agua edulcorada, presentando asimismo una respuesta inmunológica totalmente normal. Por el contrario, las ratas condicionadas, a las que se suministra agua sacarinada durante la pauta de inmunización, presentaban tasas anormalmente bajas de hemaglutininas. Si la administración de agua edulcorada era repetida tres días más tarde, el efecto inmunosupresor resultaba aún más marcado, mostrando una persistencia del efecto condicionado. La asociación de un estímulo inmunosupresor con un estímulo indiferente, en un paradigma típicamente pavloviano, resulta así en la adquisición de propiedades inmunosupresoras por parte de una sustancia que, biológicamente, no las posee. La importancia de este fenómeno es enorme, y añade una nueva dimensión al estudio de las reacciones idiosincrásicas y de los mecanismos que rigen la respuesta inmune. Varios autores, entre ellos Rogers (1976) han confirmado los resultados de Ader, replicando sus experimentos.

SISTEMA NERVIOSO CENTRAL
E INMUNIDAD

Los efectos de factores psicosociales, sobre todo los relacionados con el aprendizaje, parecen sugerir la existencia de un cierto control neurofisiológico sobre la respuesta inmunitaria. Los estudios experimentales actuales se concentran, casi exclusivamente, en las modificaciones inducidas por alteraciones en el sistema nervioso vegetativo. La función del hipotálamo como órgano integrador central de la homeostasis es puesta en evidencia por algunos de estos experimentos, ya que ciertas lesiones hipotalámicas alteran de manera significativa la actividad inmunológica. Así, las lesiones en el hipotálamo anterior inhiben la reacción anafiláctica en la rata (Luparello, 1964). Estas lesiones inhiben la producción de anticuerpos fijadores de complemento (Korneva, 1964) y, en general, se asocian con una disminución de anticuerpos circulantes (Macris, 1970). Este efecto protector de las lesiones hipotalámicas contra el choque anafiláctico se debe no sólo a la disminución en la tasa de anticuerpo, sino también a una aparente inhibición de la respuesta de los tejidos a la histamina y demás sustancias liberadas por la reacción antígeno y anticuerpo. Lesiones en el hipotálamo posterior, sistema límbico, y corteza cerebral no parecen modificar la reactividad inmunológica (Stein, 1976), sin embargo, la ablación de la glándula pineal produce una inhibición parcial

171

de la respuesta inmune, similar a la obtenida con las lesiones hipotalámicas (Jancovic, 1970).

Una segunda vía de investigación del control neurogénico de la respuesta inmune consiste en el estudio de las modificaciones inducidas por bloqueo farmacológico selectivo de distintos neurotransmisores. La depleción de catecolaminas producida por la reserpina ocasiona una disminución de la respuesta inmune, tanto humoral como celular (Draskoci, 1968). Aunque la involución del timo secundaria a la administración de reserpina parece de origen neurogénico, las modificaciones en la respuesta humoral son atribuibles a la acción directa de las catecolaminas circulantes sobre el linfocito. Hadden (1970) ha demostrado la existencia de receptores adrenérgicos alfa y beta en la membrana del linfocito. Los efectos de las catecolaminas parecen ser opuestos, según estimulen los receptores alfa o beta. El bloqueo alfa, mediante fenoxibenzamina, inhibe consistentemente la respuesta inmunitaria, mientras que la administración de propanolol, bloqueante beta, parece estimularla. Portolés (1979) señala que la actividad linfocítica está en relación con el contenido celular de GMP cíclico. La estimulación de los receptores adrenérgicos tipo alfa aumenta esta concentración, potenciando así la respuesta inmunológica, mientras que la estimulación de receptores beta produce el efecto contrario. Estudios *in vitro* confirman esta hipótesis, ya que aumenta la respuesta linfoblástica a la fitohemaglutinina cuando se añade norepinefrina al cultivo y disminuye al añadir isoprotenol. En la figura 9 se presentan estas correlaciones. Hadden (1973) obtiene incrementos de la estimulación linfoblástica por fitohemaglutinina al añadir sustancias colinomiméticas al cultivo.

FIGURA 9. **Efectos de catecolaminas sobre la respuesta inmune**

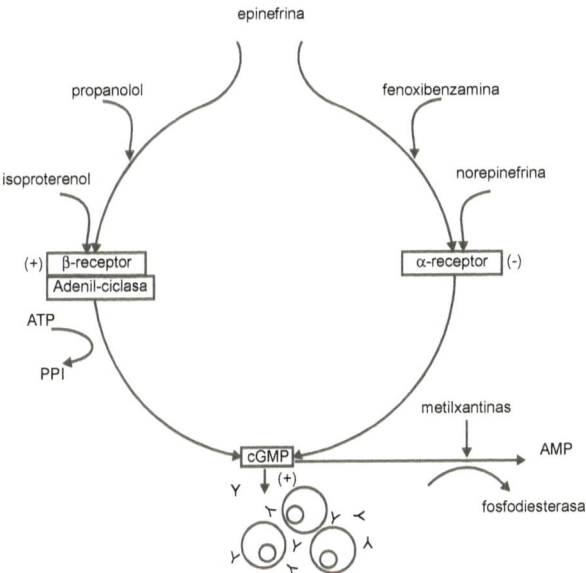

La estimulación de los receptores alfa-adrenérgicos aumenta la actividad del GMP cíclico en el linfocito y potencia la respuesta inmune. La estimulación de los receptores beta-adrenérgicos disminuye la respuesta inmune, por el mecanismo contrario. (Modificado de Portolés, 1979)

173

FIGURA 10. **Efectos de las catecolaminas
en la reacción alérgica**

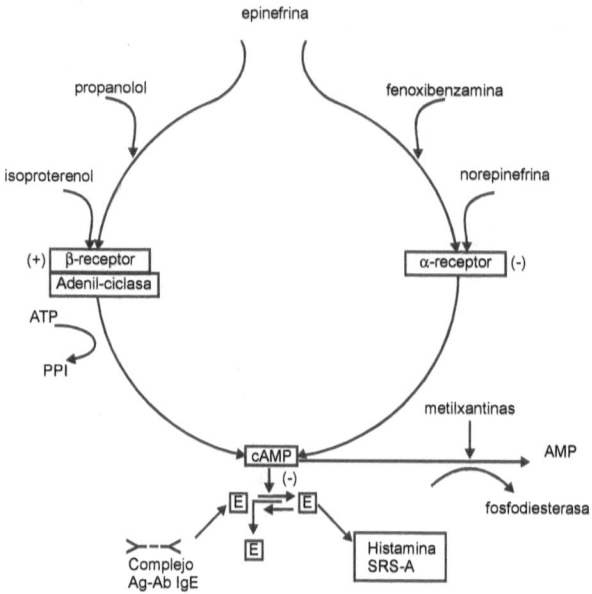

El AMP cíclico inhibe la liberación tisular de histamina por acción del complejo
Antígeno-IgE. La estimulación beta-adrenérgica reduce las alteraciones tisulares alérgicas, mientras que la alfa-adrenérgica las favorece. (Portolés, 1979)

En los estudios *in vivo*, Ladosz (1968) halló títulos
bajos de anticuerpos al inmunizar animales tratados
con metilatropina, demostrando así una reducción de
la respuesta inmunitaria al bloquear la sección parasimpática del sistema nervioso vegetativo. Estos resul-

tados concuerdan con los obtenidos por técnicas lesionales anatómicas, ya que, como se recordará, la porción ventral del hipotálamo constituye el punto de arranque del sistema parasimpático. La ausencia de resultados con la destrucción de la porción posterior, o ergotrópica, puede explicarse por la acción bivalente de las catecolaminas sobre la respuesta inmune. Con respecto a las reacciones alérgicas, el aumento intracelular de adenosina-3,5-monofosfato cíclico, o AMP cíclico, ejerce un efecto inhibidor sobre la liberación de histamina y otras sustancias vasoactivas por acción de la IgE sobre los tejidos. Estas relaciones se presentan en la figura 10.

En resumen, la estimulación parasimpática, lo mismo que la estimulación α-adrenérgica aumenta la respuesta inmune, mientras que la estimulación β-adrenérgica la disminuye. En las reacciones de hipersensibilidad hay un efecto sobreañadido, consistente en incremento de la reactividad tóxica tisular por acción colinérgica y alfa-adrenérgica, y disminución de la misma por estimulación beta-adrenérgica.

HORMONAS E INMUNIDAD

Las alteraciones en la respuesta inmune provocada por lesión hipotalámica pueden, al menos en parte, ser debidas a modificaciones de la función neuroendocrina. Así, por ejemplo, las lesiones del hipotálamo anterior pueden inhibir la producción de TSH por la hipófisis, y la disminución consecuente de hormona tiroidea ejerce un efecto inhibidor de la respuesta inmune (Stein, 1976). Otras hormonas activas sobre el sistema inmunitario son los corticoides, que deprimen la respuesta inmune en todas sus fases (Baum, 1975), y los estrógenos, que, por el contrario, estimulan poderosamente la actividad inmunocompetente y fagocítica. Los efectos inmunodepresores del estrés pueden así ser explicados mediante la modificación del estado de secreción interna. Incluso los estudios sobre el condicionamiento de la respuesta inmune podrían interpretarse en términos de endocrinología del estrés, ya que las experiencias aversivas inducen un aumento de corticoides circulantes. Sin duda, mucha más experimentación es necesaria para delimitar las influencias relativas de todos estos diversos factores.

Por otra parte, es preciso recordar que el timo, órgano esencial para la organización del sistema inmunitario, es también una glándula de secreción interna, cuya función afecta la de todo el sistema neuroendocrino. Besedovsky y Sorkin (1977) han trabajado durante años para demostrar la interacción entre los sistemas inmunitario y endocrino, que comienza ya en el estado prenatal. Los animales trimectomizados, al nacer, no solamente presentan una deficiencia en la inmunidad celular, sino también un profundo desequilibrio en la organización de su sistema endocrino. Así, hay una disminución de la secreción de hormona somatotropa, hipotiroidismo, y deficiencia de gonadotropinas, con retraso del desarrollo puberal. La mayoría de estos desórdenes pueden normalizarse mediante una implantación temprana de timo.

De manera inversa, los cambios hormonales pueden producir alteraciones en el desarrollo de la capacidad inmunológica. Así, por ejemplo, ratones hipopituitarios, con deficiencia en hormona de crecimiento y en tirotropina, desarrollan muy deficientemente su inmunidad celular, pudiendo sin embargo llegar a normalizarse mediante la administración exógena de ambas hormonas. Como fenómeno inverso e interesante, Sorkin ha mostrado la influencia de la respuesta inmune en la secreción endocrina, con aumento marcado de corticoides una semana después de la administración del antígeno y un aumento inicial de tiroxina, al tercer día después de la inmunización, seguido de ligera disminución, para regresar a sus valores normales al final de la semana (Besedovsky, 1977).

MECANISMOS INTERMEDIOS NUTRITIVO-METABÓLICOS

En una primera aproximación, puede parecer innecesario independizar el presente apartado de los correspondientes a los mecanismos neuroendocrinos y neurofisiológicos. Los efectos de las hormonas y de la actividad neurovegetativa en los diversos procesos metabólicos y de regulación del medio interno son de sobra conocidos, y las modificaciones de éstos pueden comprenderse bien con referencia a las primeras.

Así, como botón de muestra, podemos aplicar este método al estudio de dos fenómenos metabólicos frecuentemente observados en situaciones de estrés: el empeoramiento de ciertos diabéticos y las variaciones ponderales en sujetos normales. En el primer caso, la producción masiva de catecolaminas durante el estrés actúa sobre los receptores alfa-adrenérgicos presentes en la superficie de las células beta de los islotes de Langerhans, inhibiendo su producción de insulina y exagerando aún más el defecto metabólico de la glucosa. Por si fuera poco, las catecolaminas estimulan la glucogenolisis en el hígado y en el músculo, aumentando aún más la glucemia. La mejoría clínica y bioquímica que ciertos diabéticos experimentan con técnicas de relajación puede obedecer a la neutralización de los efectos producidos por el estrés. El bloqueo farmacológico de los receptores alfa-adrenérgicos también evita la disminución de insulina, cuya secreción puede incluso aumentar, por efecto de las catecolaminas sobre los receptores beta-adrenérgicos, opuestos a su acción alfa-adrenérgica.

En el segundo caso, la respuesta más común es la pérdida de peso, cuyo origen, independientemente de las variaciones del apetito, puede encontrarse en la lipolisis habitualmente producida por las catecolaminas. Sin embargo, algunos sujetos tienen tendencia a la ganancia ponderal en situación de estrés, y ello

podría explicarse por la diferente acción de las catecolaminas sobre los receptores alfa y beta-adrenérgicos. La existencia en la misma célula de receptores
cuya estimulación produce resultados antagónicos
parece paradójica pero probablemente esta duplicidad
contradictoria permite la existencia de un delicado
mecanismo de compensación y regulación celular.
Normalmente, los receptores beta, cuya estimulación
induce lipolisis, parecen ser más abundantes, y de ahí
la acción preponderantemente lipolítica de las catecolaminas. Sin embargo, si predominan los receptores
alfa, que responden a la estimulación con lipogénesis,
las situaciones de estrés facilitarán el aumento de
peso, e incluso la obesidad patológica. Una exposición más amplia de éstos y otros efectos metabólicos
de las catecolaminas puede encontrarse en mi monografía sobre el tema, publicada por el servicio científico de Roche en 1979.

Numerosos ejemplos similares serían posibles, simplemente aplicando los conocimientos que sobre los
efectos metabólicos de las hormonas pueden adquirir-
se en cualquier texto especializado. Sin embargo, dos
grupos diferentes de observaciones sugieren la fecun-
didad potencial de considerar la existencia de mecanismos psicopatogenéticos metabólicos con identidad
propia.

El primer grupo se refiere a los *efectos del condicionamiento en la actividad metabólica*, y su ejemplo mejor estudiado, aunque no el único, lo constituyen los estudios

179

sobre las modificaciones de la glucemia inducidas por factores psicológicos y de aprendizaje. Woods es uno de los pioneros de este campo, y su excelente revisión del tema debe ser consultada por el lector interesado (Woods, 1976). Tanto en el animal como en el hombre, los estímulos relacionados con la comida pueden asociarse con producción de insulina e hipoglucemia, que es normalmente contrarrestada por la ingestión de alimento subsecuente. Sin embargo, si el estímulo *condicionado* no es seguido por la toma de alimento, este fenómeno puede causar síndromes como la discutida «hipoglucemia funcional», con mareos, sensación de debilidad y fatiga, dificultad en fijar la atención, etc. La pérdida de apetito que algunos sujetos experimentan cuando se ven obligados a retrasar la ingesta hasta mucho después de su hora habitual puede explicarse por la secreción de insulina que, de manera condicionada, se produce a «su» hora, causando la sensación de debilidad y tremenda hambre, de la que habitualmente se quejan en estos casos. Sin embargo, cuando una o dos horas más tarde se acercan a comer, el estímulo insulínico ha tenido tiempo de movilizar los depósitos de glucosa, la glucemia se ha normalizado, y el hambriento desfallecido se encuentra sorprendentemente inapetente.

Aun de mayor interés son los fenómenos del segundo grupo, que pueden denominarse *mecanismos de regulación conductual del medio interno*, y consisten en la adopción instintiva de estrategias y pautas de comportamiento que favorecen el mantenimiento de la constancia del medio interno. Curt Richter (1943) fue el primero que llamó la atención sobre la existencia de estos mecanismos, completando así los conceptos de Claude Bernard y Walter Cannon, y añadiendo el comportamiento adaptativo del organismo al repertorio de mecanismos reguladores bioquímicos y fisiológicos mediante los cuales se mantiene la homeostasis del medio interno. Unos cuantos ejemplos nos ayudarán a comprender la importancia de estos conceptos:

1. Regulación de la temperatura. Desde Cannon, se consideraba que cuando desciende la temperatura ambiente, el organismo protege la constancia de su temperatura interna, aumentando la producción de calor gracias a la metabolización de sus depósitos de grasa y al temblor involuntario de la musculatura estriada, y disminuyendo las pérdidas mediante vasoconstricción periférica e interrupción de la sudoración. Richter completó estos conceptos demostrando que, además, la actividad voluntaria de los sujetos aumenta, sirviendo así de mecanismo regulador de la homeostasis. Los primeros experimentos de Richter demuestran un gran ingenio: Instalando rollos de papel higiénico en las jaulas de sus ratas, pudo observar cómo éstas tiraban del rollo, arrancaban cierta cantidad de papel y lo utilizaban para construir cobijos o nidos, sobre los que se tumbaban. Al disminuir la temperatura ambiente, las ratas aumentaban su consumo

de papel, construyendo nidos cada vez más grandes, en cuyo interior podían protegerse del frío. Al aumentar el frío, disminuía el destrozo de papel por la rata, y aplicaba cada brizna a la construcción del nido, que trataba de conservar; por el contrario, en situaciones de alta temperatura, el consumo de papel era mínimo, y la actitud «cuidadosa» de la rata era completamente ausente. Practicando hipofisectomía o tiroidectomía en estos animales, quedaban inhibidos los procesos físico-químicos productores de calor, y entonces la actividad constructora aumentaba, demostrando cómo la homeostasis puede ser mantenida por una respuesta organísmica total, aun cuando fallen los mecanismos fisiorreguladores específicos. Satinoff (1976) ilustra otro aspecto aún más interesante de este fenómeno: la producción de fiebre. Los mamíferos recién nacidos no responden bien al estrés térmico, y sólo son capaces de mantener su temperatura corporal idónea dentro de un marco muy estrecho de variaciones ambientales. A diferencia de los adultos, cuando son expuestos a pirógenos bacterianos los recién nacidos no desarrollan fiebre. La hiperpirexia permite una mayor movilización defensiva y un más rápido metabolismo de las sustancias extrañas y de los tejidos dañados, y es por lo tanto un mecanismo defensivo deseable. Satinoff observó que conejos recién nacidos, entre doce y setenta y dos horas de

182

edad, no desarrollan fiebre cuando se les inyecta intraperitonealmente con un pirógeno y se les mantiene a una temperatura ambiente de 32oC. Sin embargo, si se les coloca en un pasadizo, a lo largo del cual se establecen diferentes gradientes de temperatura, los conejos inyectados con el pirógeno se desplazan hasta situarse en el tramo mantenido a 40oC, mientras que los controles, inyectados con suero salino fisiológico, prefieren el tramo a 36oC. Al cabo de cinco minutos, la temperatura rectal de los conejos es próxima a la del ambiente, lo cual demuestra que la administración de un pirógeno determina un comportamiento capaz de provocar elevación febril de la temperatura (Satinoff, 1976).

2. Control del equilibrio hidroelectrolítico. Es obvio que la respuesta más normal a la deshidratación consiste en la ingestión de líquido, a impulsos de la sed. Sin embargo, el deseo de beber cesa antes de que el líquido ingerido haya tenido tiempo de modificar la concentración humoral, poniendo en evidencia la existencia de mecanismos que valoran el déficit hídrico y lo traducen en sensación de sed por la cantidad necesaria de agua. En caso de que se injieran otros líquidos menos hidratantes, como, por ejemplo, los habituales refrescos, la sensación de sed puede calmarse con la ingestión de un volumen no superior al que se hubiera consumido de agua, pero reaparece mucho antes que si el líqui-

do fuera agua. Richter removió quirúrgicamente la glándula suprarrenal en un grupo de ratas, alterando así su metabolismo electrolítico y aumentando la pérdida de sales por la orina. En estas circunstancias, las ratas preferían consistentemente beber una solución salina en vez del agua normal, y aumentando además su ingesta seis veces por encima de lo habitual, prolongando así su supervivencia.

3. Control de alimentación. La ingestión de alimentos, junto con la de agua, es claramente la conducta más apropiada para el sostenimiento de los procesos metabólicos y el mantenimiento del equilibrio del medio interno. Todos los animales parecen saber por instinto el tipo de comida más conveniente para su especie, y en circunstancias normales la consumen en la cantidad adecuada para sus necesidades metabólicas. Cuando un animal desarrolla un estado interno alterado tras la ingestión de cierto alimento, su preferencia posterior por el mismo desaparece, como se muestra en el caso típico de los animales que sobreviven a un cebo envenenado. García (1976) describe cómo coyotes que devoran carne de oveja envenenada con dosis no letales de carbonato de litio y desarrollan un cuadro de intoxicación típica, evitan durante largo tiempo incluso el acercarse a los rebaños, y sugiere este método como un control ecológico de la predación.

Debemos observar que, aunque a primera vista éste parece un caso típico de condicionamiento, el espacio de tiempo entre la intoxicación y sus efectos es de algunas horas, contradiciendo así uno de los postulados básicos de Pavlov, que exige la contigüidad entre el estímulo condicionado (en este caso el alimento específico) y el incondicionado (en este caso el estímulo aversivo de la intoxicación).

Otros experimentos muestran cómo un animal enfermo rechaza posteriormente los alimentos consumidos antes del inicio de su enfermedad, y desarrolla preferencia por aquellos consumidos poco antes de su curación. Así, si un animal recibe una inyección de apomorfina mientras injiere agua edulcorada, sufre un breve período de enfermedad a causa de la apomorfina, del que se recupera prontamente, pero desarrollando repugnancia posterior por el sabor dulce. Si antes de que cesen las molestias el animal recibe una sustancia con cualquier otro sabor, por ejemplo, leche o zumo de naranja, desarrolla una preferencia posterior por sustancias con ese sabor. Esto es, los sabores gustados antes de la enfermedad son tratados como venenosos, mientras que los experimentados antes de la recuperación lo son como medicinas (García, 1976). La posibilidad de que algunas sustancias inocuas puedan adquirir por este proceso de condicionamiento un valor patógeno ya ha sido discutida en la sección dedicada a los mecanismos inmunológicos, donde se describen los experimentos de Ader, similares a los de García, pero empleando el inmunodepresor ciclofosfamida como estímulo incondicionado. Las capacidades curativas de los placebos se adquieren muy probablemente por este mismo proceso, por lo que tal vez no sea desacertado recetar medicamentos que sabemos sin valor farmacológico «científico», pero que el enfermo nos solicita con gran fe, porque «ya le curaron en una ocasión». Muchas fobias y antojos alimenticios pueden así explicarse por coincidencias casuales con procesos patológicos independientes.

Por otra parte, en el caso de deficiencias metabólicas por ausencia de un principio necesario en la dieta, la enfermedad subsecuente y la recuperación posterior al ingerir el principio deficitario puede servir para la elaboración instintiva de pautas de alimentación equilibradas.

PATOLOGÍA PSICOSOMÁTICA CLÍNICA

INTRODUCCIÓN

Ya hemos visto, en secciones anteriores, cómo no puede hablarse de enfermedades psicosomáticas en el mismo sentido en que podemos hacerlo de enfermedades hepáticas o respiratorias. El «psicosoma» no es un órgano ni un sistema, sino un conjunto global de procesos reguladores, desde el nivel molecular hasta el social. El proceso psicosomático se desarrolla continuamente, tanto en el hombre sano como en el enfermo. Factores psicológicos y sociales forman parte y modifican toda enfermedad. Sin embargo, su influencia parece más obvia e inmediata en ciertos trastornos que en otros, y tradicionalmente se han denominado a estas enfermedades «psicosomáticas». F. Alexander y la escuela psicoanalítica de Chicago son los pioneros de su estudio, elaborando la *teoría de la inervación concomitante*: Si la expresión de una necesidad emocional es inhibida, se mantiene la excitación nerviosa autonómica sobre un órgano asociado con la expresión de esa necesidad. Así, cuando los impulsos agresivos son reprimidos, el sistema nervioso simpático resulta estimulado de manera crónica y excesiva, mientras que cuando lo son las necesidades pasivo-receptivas, es el parasimpático el que mantiene un estado de excitación inapropiado. La aplicación de esta teoría permitió al grupo psicoanalítico de Alexander la identificación de siete enfermedades «psicosomáticas»: asma bronquial, úlcera péptica, colitis ulcerosa, artritis reumatoide, tireotoxicosis, neurodermatitis, e hipertensión esencial. Weiner (1977) recoge en un espléndido volumen la evolución de conocimientos sobre estas enfermedades en los últimos veinte años. La teoría del perfil caracteriológico de Dunbar, según la cual individuos con determinados tipos de personalidad ofrecen mayor predisposición a ciertas enfermedades, refuerza, desde un ángulo distinto, los estudios de Alexander. Rasgos caracteriológicos comunes fueron identificados en pacientes con coronariopatías, alergias y propensión a los accidentes, entre otros. Los estudios de Selye sobre las enfermedades de estrés han ampliado notablemente la lista y, finalmente, tomando en consideración las observaciones de la escuela de Rochester sobre depresión y enfermedad, podemos concluir, con Rof Carballo, que «todas las enfermedades, desde las anginas al cáncer, son psicosomáticas». Está claro, que, al llegar a este punto, el concepto clásico de enfermedad psicosomática pierde totalmente su sentido. Como señala Weiss, tal vez la pregunta a formular no sea «qué enfermedades son psicosomáticas», sino «¿hasta qué punto la aparición y evolución de una enfermedad determinada se ve influida por variables psicosociales?». Mejor todavía sería preguntarse en qué pacientes, dentro de una población con el mismo diagnóstico, las variables psicosociales tienen particular importancia. Warnes (1977) describe el concepto de *penetrancia psicosomática* para designar el grado de predisposición de un individuo a desarrollar síntomas o lesiones somáticas frente al estrés emocional. La teoría de la personalidad psicosomática, ya vista en la sección correspondiente, indica, precisamente, que el adjetivo «psicosomático» no puede aplicarse tanto a una afección determinada, sino a un modo peculiar de reaccionar frente al estrés. Por otra parte, se observa en la práctica clínica cotidiana que algunas enfermedades parecen más influidas por variables psicológicas y sociales. Aunque no sería propio calificar a tales enfermedades de «psicosomáticas», sí es evidente que el *enfoque psicosomático en medicina*, siempre importante, lo es mucho más cuanto se trata de tales condiciones.

La antigua clasificación internacional de enfermedades distinguía dentro de la sección dedicada a enfermedades psiquiátricas un grupo de *trastornos psicofisiológicos* caracterizado por: «Síntomas físicos causados por factores emocionales, afectando a un sistema orgánico determinado, generalmente inervado por el sistema nervioso autonómico. Las modificaciones fisiopatológicas son similares a los cambios en la función del órgano que normalmente acompañan ciertos estados emocionales, pero más intensos y sostenidos. El individuo puede no ser consciente de su estado emocional alterado». Como se ve, gran parte de los errores contenidos en las antiguas concepciones de la escuela de Chicago se traslucen en esta definición. En la nueva clasificación internacional de enfermedades (CIE-9) existe también un apartado dedicado a *condiciones físicas relacionadas con factores mentales,* en el que se descartan las ideas etiológicas simplistas y monocausales. En efecto, si se emplea el término diagnóstico «trastorno psicofisiológico», se cristaliza la noción de que la condición del paciente procede de un problema psicológico concreto, y de ahí a continuar la búsqueda del factor específico mágico no hay más que un paso. Este fallo en tomar en consideración todas las variables sociales, interpersonales e intrapsíquicas que puedan afectar al paciente, es, paradójicamente, todo lo contrario de lo que se pretende con el enfoque psicosomático en medicina. Tal vez sería más conveniente eliminar por completo esta sección de la nosología psiquiátrica (código 306 de la 9ª clasificación internacional de enfermedades), y transmitir la información diagnóstica pertinente mediante un sistema nosológico multiaxial. Tal nosología multiaxial podría consistir, por ejemplo,

de cinco ejes, codificándose en el primero los síndromes psiquiátricos clínicos tradicionales, en el segundo
las alteraciones de la personalidad, en el tercero las
condiciones físicas, esto es, los trastornos médicos
incluidos en las secciones no psiquiátricas de la clasificación internacional de enfermedades. El eje cuarto
podría servir para codificar los estreses psicosociales
asociados con el desarrollo del episodio de enfermedad actual, y el eje quinto para codificar el grado pre-
mórbido de adaptación social (Looney, 1978). Bajo
este sistema, la existencia de factores psicológicos
capaces de afectar la condición física podría codificar-
se en el primer eje, reservando el tercero para el diagnóstico médico de la enfermedad en cuestión. Decidir
que hay factores psicológicos o sociales influyendo en
una enfermedad médica, requiere evidencia de relación
temporal entre el estímulo ambiental, el significado del
mismo para el paciente, y la iniciación o exacerbación
de la alteración física. Obviamente, este juicio puede
ser tanto más seguro cuanto mayor sea el número de
instancias de repetición temporal de la correlación. Los
indicios clínicos más importantes para esta decisión
diagnóstica son los siguientes:

1. La aparición de la condición somática es precedi-
   da por una intensa experiencia afectiva, de cólera,
   angustia, tristeza, desamparo, desesperanza, etc.
   En ocasiones, el paciente no verbaliza directamente estos sentimientos, pero permite la inferencia de
   ellos por su comportamiento, gesticulación, etc.

2. La condición orgánica está relacionada temporalmente con una situación vital estresante, pérdida, derrota o descontento ocupacional, matrimonial, etc. El paciente tiene la impresión de que su ambiente social e intrapersonal es sumamente desagradable.

3. Las alteraciones orgánicas se desarrollan tras importantes cambios en la organización personal de la vida, o consecutivamente a la experiencia de estrés psicosocial importante.

Estos criterios resultan útiles para determinar si una enfermedad médica ha sido exacerbada por factores psicológicos. El grado de certeza es muy inferior cuando se trata de decidir el papel de los factores psicológicos en el inicio o mantenimiento de la condición orgánica.

Sin embargo, hasta que se produzca la necesaria integración de la psiquiatría en el seno de la medicina, habremos de continuar describiendo separadamente aquellos cuadros clínicos en cuya génesis, evolución o tratamiento resulta más importante la consideración de factores psicosociales. Tal es el contenido de la Patología Psicosomática, término creado por Rof Carballo (1955), que denominamos en este contexto «clínica», para distinguirla de la psicosomática básica y la patología psicosomática general, temas cuyo desarrollo ha tenido lugar en páginas anteriores.

TRASTORNOS DEL SISTEMA MÚSCULO-ESQUELÉTICO RELACIONADOS CON FACTORES MENTALES

Es bien sabido que la expresión facial, la gesticulación, la postura, la marcha, etc., reflejan características básicas de la personalidad. Cada persona tiene su propio estilo de expresión motora, identificable por todos aquellos que lo conocen. Los conceptos de lenguaje corporal y comunicación no verbal han evolucionado recientemente hasta convertirse en una disciplina denominada «cinésica», que puede considerarse como una boyante rama de la teoría de la comunicación (Fast, 1970). Un factor importante en la motricidad en general, y en la expresión motora de los estados afectivos, en concreto, es la *tensión muscular*, o grado de contracción de los músculos esqueléticos. No siempre un aumento de la tensión muscular se acompaña de movimiento, siendo frecuente que en ciertos estados afectivos se produzcan contracciones persistentes de músculos agonistas y antagonistas. Las alteraciones psicofisiológicas de la tensión muscular proporcionan la base común sobre la que se desarrollan cuadros clínicos específicos, habitualmente descritos como «alteraciones del sistema músculo-esquelético relacionadas con factores mentales». La experiencia subjetiva de ansiedad se correlaciona marcadamente con aumento de la tensión muscular, y el electromiograma constituye un valioso instrumento de objetivación psicofisiológica, cuyo uso bien describen A. Vela y F. Fernández (1980). Inversamente, los estados de relajación psíquica se acompañan de relajación de la musculatura estriada, observable por una disminución en las medidas electromiográficas. En sentido inverso, la relajación muscular se acompaña de disminución de la angustia, fenómeno que encuentra su aplicación terapéutica en los métodos de relajación o de condicionamiento instrumental por retroalimentación biológica. Por otra parte, cada individuo parece tener un grado específico de tensión muscular de reposo, existiendo mayor tendencia a la ansiedad y otras formas de hiperreactividad emocional en aquellos que tienen niveles más elevados. El aumento de tensión muscular en situaciones de estrés se inicia característicamente en lugares circunscritos, altamente específicos para cada individuo, aunque la tensión tiende a generalizarse al aumentar el estrés. Otras emociones, como la cólera, hallan fácilmente su expresión en incremento de la tensión muscular, que puede persistir mucho después de terminada la situación provocadora de la reacción. Sujetos con dificultad en expresar y resolver psicológicamente sus conflictos internos tienden a mantener prolongados estados de tensión muscular, más acusados cada vez que se encuentran en circunstancias que, de manera más o menos simbólica, reactivan el conflicto o recuerdo estresante original.

Reuma psicógeno

Constituye la manifestación patológica más sencilla y frecuente de la alteración funcional del tono muscular. Denominado también «fibrositis», este síndrome se presenta clínicamente con dolor, rigidez, debilidad, sensación subjetiva de inflamación y limitación motriz. Existe claro aumento de la sensibilidad dolorosa a la presión en la zona afectada. Con frecuencia, estas algias musculares o articulares siguen una distribución caprichosa y migratoria. La extensión del área afectada puede ser mínima, o abarcar prácticamente todo el cuerpo. Otros rasgos característicos del cuadro clínico son fatiga crónica y cansancio fácil, alteraciones emocionales (depresión, ansiedad, irritabilidad) y trastornos del sueño y del apetito. Frecuentemente, las molestias son mayores por la mañana, empeoran con los cambios climatológicos, y se alivian temporalmente por la aplicación local de calor. La exploración física muestra, como único signo objetivo, dolor a la presión en la zona afecta.

No se observa induración muscular ni inflamación articular, aunque el exagerado tono muscular puede ser evidente a la palpación. La amplitud de los movimientos está bien conservada, a pesar de la frecuente impresión subjetiva contraria. Las radiografías óseas, la velocidad de sedimentación globular, las transaminasas, la creatinina fosfoquinasa y el test de fijación del Látex son normales, y no se detecta la presencia del Factor

Reumatoide. Además de en su forma pura, es frecuente encontrar este síndrome acompañando alteraciones con base orgánica discernible, generalmente también de tipo reumático. La fibrositis, pequeños nódulos dolorosos en las terminaciones musculares, es la enfermedad reumatológica más fácilmente complicada por reumatismo psicógeno, hasta el punto que ambos términos han llegado a ser sinónimos para muchos autores. En otras ocasiones, el cuadro aparece después de un traumatismo, hablándose entonces de reumatismo psicógeno residual, persistente largo tiempo después de haber desaparecido la lesión originaria. En casos de accidente, es importante considerar esta posibilidad como diagnóstico diferencial con la neurosis de renta. La histeria de conversión y la depresión son otras dos condiciones que deben tenerse en cuenta para el diagnóstico diferencial, pues en ambas aparecen con frecuencia dolores musculares y articulares. Tradicionalmente, se ha considerado la tensión muscular persistente por estrés como el mecanismo psicopatogenético esencial del reumatismo psicógeno. Sin embargo, muy recientemente, Moldofsky (1976) ha demostrado una alteración específica del sueño en estos pacientes, consistente en la aparición de ritmos alfa o ritmos vigiles en el estadio 4 de la fase no-REM. Esta anomalía no sólo es observable en los pacientes, sino que sujetos normales muestran mayor sensibilidad dolorosa a la presión en el músculo cuando se les depriva del estadio 4 en el laboratorio del sueño.

En cuanto al *tratamiento*, es frecuente que en fases tempranas se consiga notable alivio con una breve psicoterapia de apoyo. Los ansiolíticos menores, especialmente si tienen actividad relajante muscular, resultan de gran utilidad.

En ocasiones, la administración de tricíclicos antidepresivos en dosis equivalentes a 50-100 miligramos de amitriptilina por la noche tiene gran eficacia. Los trastornos del sueño deben ser tratados con un hipnótico adecuado; coincidiendo con los datos electroencefalográficos de Moldofsky, la experiencia clínica muestra que la regularización de sueño precede a la mejoría de este síndrome. Los métodos de relajación son útiles como coadyuvantes a la relación psicoterapéutica, siendo el método de retroalimentación biológica más útil cuando la región dolorosa es muy circunscrita. Es importante animar a estos pacientes a aumentar su actividad física de manera graduada, incluso prescribiendo sesiones progresivas de ejercicios de acondicionamiento físico.

Calambre ocupacional

Los calambres ocupacionales consisten en espasmos musculares dolorosos que impiden la realización de tareas motrices necesarias para la ejecución de oficios específicos. Típicamente, el sujeto afecto ha realizado el acto motor incontables veces, generalmente como parte de su profesión, y las molestias se inician poco después de una experiencia estresante o del desarrollo de sentimientos ambivalentes hacia su ocupación (Moldofsky, 1971). Aunque el calambre del escribiente es el más conocido, se han descrito treinta y cuatro variedades, abarcando prácticamente todas las profesiones en las que se requieren actos motores repetitivos y característicos. Así, existe el calambre del telegrafista, el del violinista, el del cigarrero, etc., teniendo todas las variedades mucho en común y reflejando la incidencia de cada uno meramente la prevalencia de la actividad. Los casos leves y transitorios son sin duda bastante frecuentes, desapareciendo espontáneamente tras breves períodos de reposo laboral. Es relativamente raro que el calambre adquiera tales proporciones como para impedir por completo la actividad; sin embargo, las molestias al realizarla pueden ser muy marcadas, experimentando el sujeto intensa angustia y sensación de incapacidad. Estos pacientes muestran con frecuencia rasgos obsesivo-compulsivos de personalidad, y es raro encontrar en ellos evidencia de ganancia secundaria con el síntoma. Además de la contractura de los músculos específicos, el aumento de tensión se observa en los grupos musculares próximos, incluso en reposo.

El único tratamiento posible parece ser el psicoterapéutico, bien permitiendo al paciente descubrir y resolver sus problemas de ambivalencia frente a la ocupación considerada, bien sometiéndole a una combinación de técnicas reeducativas y terapia de la conducta.

Los métodos de relajación muscular y meditación, por sí solos, no resultan excesivamente eficaces, pero constituyen buenos coadyuvantes al desarrollo de la relación terapéutica.

Artritis reumatoide

La artritis reumatoide, denominada también artritis atrófica y artritis crónica proliferativa, es una enfermedad inflamatoria del tejido conjuntivo, que ataca a la membrana sinovial de las articulaciones, con especial preferencia por las más periféricas. El proceso inflamatorio es típicamente simétrico, y puede llegar a producir la destrucción del cartílago subyacente, con formación del tejido cicatrizal y la consiguiente deformidad y alteración de la función. El comienzo puede ser brusco o insidioso. La evolución puede ser crónica, o presentar períodos de remisión con exacerbaciones agudas, durante las cuales puede encontrarse fiebre, taquicardia y, en ocasiones, adenopatías regionales. A pesar de estos síntomas, no ha podido comprobarse hasta la fecha una posible etiología infecciosa. Desde la más remota antigüedad, la mayoría de los autores están de acuerdo en considerar el estrés y el agotamiento físico y mental como los factores precipitantes más comunes. La prevalencia de la enfermedad es similar en todo el mundo, oscilando las cifras de diversos autores entre el 1 y el 3% de la población general. Las mujeres son afectadas tres veces más que los hombres, y en ambos sexos existe una mayor tendencia a padecer la enfermedad al aumentar su edad. El trabajo físico intenso al aire libre y el clima frío y húmedo parecen favorecer la aparición de la enfermedad.

Etiopatogenia. Aunque aproximadamente el 30% de los enfermos tienen al menos otro miembro de la familia con el mismo síndrome, investigaciones epidemiológicas cuidadosas parecen descartar la posibilidad de una causación genética. La hipótesis de etiología autoinmune se apoya en la presencia en la sangre de sujetos afectos de un complejo antígeno-anticuerpo formado por IgG y una macroglobulina 19 S, denominado «factor reumatoide». Según esta hipótesis, por alguna razón desconocida, quizá infecciosa, ciertas células sinoviales se transforman hasta adquirir potencialidad antigénica; los anticuerpos producidos, fundamentalmente IgG, atacan también las células normales, dando origen al proceso inflamatorio crónico. La evidencia de que estos enfermos muestran elevación generalizada de su tono muscular, sugirió la posibilidad de que las articulaciones crónicamente contraídas sufrieran un proceso degenerativo por simple presión mecánica. Sin embargo, este factor no es suficiente para explicar totalmente el desarrollo de la enfermedad, ni tampoco la afectación de zonas no articulares del tejido conjuntivo, aunque sí puede contribuir a la producción de las modificaciones sinoviales capaces de desencadenar la reacción inmunológica. La tercera causa que puede ser responsable de este proceso autoinmune es el estrés. Véase información adicional sobre mecanismos psicopatogenéticos en medicina en el apartado que trata de los mecanismos intermedios inmunológicos (pág. 159). Finalmente, es preciso considerar que la cavidad sinovial está ricamente vascularizada, e inervada por fibras sensitivas y autonómicas. La disfunción crónica del sistema neurovegetativo, del tipo considerado en la sección de mecanismos psicopatogenéticos, puede severamente reducir la circulación a través de la membrana sinovial, ocasionando su destrucción por isquemia (Rodnan, 1973).

Personalidad del enfermo reumático. Clásicamente, se ha descrito al enfermo con artritis reumatoide como «sacrificado, con tendencias masoquistas, con facilidad para conformarse y adaptarse, tímido, consciente de sí mismo, y perfeccionista. También es frecuente que haya mostrado interés por el deporte y la actividad física en su juventud» (Moos, 1964). Sin embargo, estudios posteriores muestran que el perfil de personalidad no es tan homogéneo como pareció en un principio, aunque sí parece cierto que tienden a predominar los rasgos obsesivos y masoquistas. Cabe, no obstante, preguntarse si tales rasgos no serán la consecuencia de una enfermedad crónica, progresiva y dolorosa, más bien que un antecedente de la misma. Desde otro ángulo, Alexander (1950) llegó a describir una *configuración psicodinámica específica*, con profundas necesidades de dependencia, e inhibición de toda expresión de agresividad. Integrando datos de observación diversa, Alexander llegó a formular una progresión psicosocial característica en estos pacientes. En primer lugar, los padres tienden a ser superprotectores y restrictivos, provocando simultáneamente sentimientos de rebeldía e incapacidad para expresarlos. Durante una cierta etapa de la vida, la actividad física y el interés por el deporte proporcionan una relativa vía de descarga de los deseos agresivos, expresados posteriormente en el control disimulado de los demás. El sufrimiento y el sacrificio son, en manos de estos pacientes, fuertes elementos inductores de culpa contra todos los que se oponen, siendo así capaces de ejercer una verdadera tiranía, al mismo tiempo que la niegan, e infligiendo sensaciones similares a las que ellos mismos debieron sufrir en la niñez. Cuando tanto la actividad física como la «tiranía benevolente» fracasan como vehículos de expresión de agresividad, ésta se manifiesta por contracción persistente de grupos musculares antagónicos, incrementando la presión en la articulación y facilitando la aparición de artrosis.

Tratamiento. La finalidad inmediata del tratamiento es aliviar el dolor y reducir el proceso inflamatorio. A más largo plazo, ha de procurarse prevenir la aparición de deformidades y mantener la integridad funcional. Casi la cuarta parte de los pacientes tienen una remisión espontánea en el primer año de su enfermedad, aumentando las posibilidades de cronificación con el paso del tiempo. La influencia de experiencias estresantes en la exacerbación del proceso morboso, junto con la relación directa entre la fuerza del yo y el pronóstico, indican la importancia de un enfoque psicosomático en el tratamiento de esta enfermedad. La educación del paciente y su familia, la interpretación clara y detallada de las medidas terapéuticas, la lucha por mantener la motivación, evitando la depresión, la apatía y la desesperación, constituyen una parte fundamental del tratamiento global. Un programa lentamente progresivo de ejercicio físico, intercalando períodos de descanso o, todavía mejor, de relajación muscular o entrenamiento autógeno, resultan medidas de gran eficacia. Las tentativas psicoterapéuticas pueden ir encaminadas a favorecer la comprensión y aceptación de los conflictos sobre la agresividad, aunque esto resulte una tarea difícil, especialmente en pacientes con disforia exagerada y control deficiente de sus impulsos. Quizá la más valiosa contribución de la psicoterapia pueda ser la de proporcionar una relación interpersonal estructurada, predecible y protectora.

TRASTORNOS RESPIRATORIOS RELACIONADOS CON FACTORES MENTALES

La función respiratoria es esencia para el mantenimiento de la vida, y está regulada por mecanismos neurovegetativos y voluntarios. Además de asegurar el suministro de oxígeno necesario a nuestro organismo, el aparato respiratorio participa en la expresión de las más variadas emociones. El volumen minuto aumenta en estados de excitación, cólera y angustia, aunque no se acompañen de ejercicio físico, generalmente por aumento de la frecuencia respiratoria. Los estados de relajación se acompañan de una ligera disminución del volumen minuto, con enlentecimiento del ritmo respiratorio y aumento de su amplitud. Ocasionalmente, en algunos estados depresivos se puede observar también disminución tanto de la frecuencia como de la amplitud de los movimientos respiratorios. La intensidad de la reacción respiratoria a distintos estados emocionales es variable de unas personas a otras y los síntomas y síndromes del aparato respiratorio relacionados con factores mentales dependen tanto de una reactividad exagerada como de la persistencia y cronicidad de emociones patológicas.

Síndrome de hiperventilación aguda

Cuando el ritmo respiratorio aumenta por encima de las necesidades fisiológicas, se produce una elevación de la presión sanguínea de oxígeno, con disminución de la de CO_2 y producción de alcalosis. Este fenómeno es un concomitante frecuente de la angustia, y puede detectarse en personas normales cuando la punción arterial para la valoración de gases sanguíneos es traumática. En la clínica, el síndrome de hiperventilación acompaña frecuentemente a la neurosis de angustia, y puede ser su única manifestación. La crisis no se presenta necesariamente en situaciones de estrés, y con frecuencia lo hace en circunstancias cuyo significado conflictivo escapa a la conciencia del paciente. La alcalosis respiratoria produce vasoconstricción cerebral, con cambios electroencefalográficos y disminución del riesgo sanguíneo cerebral. Pueden incluso detectarse cambios electrocardiográficos, secundarios a constricción de las arterias coronarias durante la hiperventilación.

El *cuadro clínico* se caracteriza por mareos, sensación de debilidad y desmayo inminente, sentimientos de desrealización o despersonalización, aprensión y, en ocasiones, intensa angustia. Palpitaciones, parestesias en las extremidades y en la cara, dolor torácico y cefalea son acompañantes frecuentes. Paradójicamente, la mayoría de los pacientes con este síndrome se quejan de disnea y dificultad en «respirar hondo». En algunos casos, pueden aparecer auténticos síntomas de tetania, bien espontáneos o en respuesta a la repercusión de grupos musculares. El test de hiperventilación, pidiendo al paciente que respire profundamente varias veces seguidas, desencadena con facilidad los síntomas característicos, facilitando así el diagnóstico. Si el paciente se encuentra en crisis aguda, al hacerle respirar en una mascarilla conectada con un balón, o, simplemente, en una bolsa de papel, las molestias se reducen dramáticamente. Es importante establecer el diagnóstico diferencial con enfermedades cardiovasculares, hipoparatiroidismo, encefalitis y síndromes febriles, trastornos todos ellos que pueden tener idéntica presentación inicial.

El tratamiento es el propio de la alteración psicológica subyacente. Muchos pacientes son ayudados por el simple conocimiento de que no padecen ninguna enfermedad grave, y que sus dramáticos síntomas se deben simplemente a un hábito respiratorio erróneo. Los tranquilizantes menores ofrecen buenos resultados, bien administrados en pauta regular, o solamente al iniciarse las crisis de hiperventilación. Cuando esto falla, puede ser necesario una psicoterapia de relajación o, si el estado psicológico del paciente lo justifica, de tipo psicoanalítico.

Síndrome de hiperventilación crónica

A diferencia del anterior, el síndrome de hiperventilación crónica queda frecuentemente sin diagnosticar. Los síntomas no son tan dramáticos ni evidentes como los del síndrome agudo, pueden afectar cualquier sistema orgánico, y a primera vista parecen no guardar relación entre sí. En los pacientes afectos, la presión de CO_2 es relativamente baja de manera continua, aunque no tanto como para desencadenar las manifestaciones del síndrome agudo. Aunque la mayoría de los autores consideran la hiperventilación crónica como manifestación de un estado de angustia, Lum (1976) insiste en que una simple incidencia de estrés físico o emocional puede ser suficiente para desencadenar el síndrome, en pacientes predispuestos. El aumento de frecuencia respiratoria consecutivo al estrés ocasiona ligero déficit de CO_2 y alcalosis, produciendo síntomas menores, a los que el paciente reacciona con aprensión e hiperactividad simpática, que a su vez mantiene el status respiratorio, cerrando el círculo vicioso. Está claro que, si éste es el caso, el síndrome quedará más y más enraizado con el paso del tiempo, y de ahí la urgencia del diagnóstico y tratamiento precoces. La *sintomatología* es de lo más compleja, afecta varios sistemas, y puede catalogarse como sigue (Waites, 1978):

- Estado general. Fatiga crónica y cansancio fácil, sensación de debilidad generalizada, trastornos del sueño, febrícula.
- Cardiovascular. Dolores torácicos indefinidos, taquicardia, palpitaciones, eretismo cardíaco, percepción exagerada del latido cardíaco en los oídos y epigastrio.
- Neurológico. Sensación de desmayo, mareo, dificultad de fijar la atención, pérdida de memoria, sensación de vacío en la cabeza, defectos visuales (no objetivables), parestesias periféricas.
- Gastrointestinal. Aerofagia, flatulencia, timpanismo abdominal, globo histérico, sequedad de mucosas. Disfagia.
- Respiratorio. Suspiros y bostezos frecuentes, picor en la garganta con tos no productiva, opresión en el pecho, incapacidad de lograr una inspiración profunda.

– Músculo-esquelético. Mialgias y artralgias, espasmos y calambres, tetania en casos de exacerbación aguda.

Invariablemente, el síndrome se acompaña también de sensación de angustia y aprensión, aunque algunos pacientes histéricos pueden relatar todo el conjunto de síntomas físicos con una tranquilidad totalmente inapropiada. El dolor precordial, la taquicardia y las palpitaciones son los síntomas más frecuentes, y los pacientes se presentan con frecuencia convencidos de padecer algún trastorno cardiovascular. Con frecuencia, el electrocardiograma muestra depresión del segmento ST, más acusada en pruebas de esfuerzo o hiperventilación. Esta anormalidad tiende a desaparecer después de unos días de tratamiento con ansiolíticos, o tras respirar durante unos minutos aire pobre en oxígeno. La observación de los movimientos respiratorios muestra una pauta especial, con aleteo del esternón, deficiencia de la expansión costal y mínimo uso del diafragma. Mediante fluoroscopia puede objetivarse la mínima movilidad diafragmática, incluso cuando el paciente trata de inspirar profundamente.

Como en el síndrome agudo, el primer paso terapéutico consiste en explicar al paciente la fisiopatología de sus trastornos. La comprensión se facilita si el paciente logra inducir sus síntomas característicos por hiperventilación y observa su desaparición paulatina al respirar aire pobre en oxígeno y rico en CO_2. Tras convencer al paciente de que sus síntomas proceden de malos hábitos respiratorios, puede ser útil enseñarle ejercicios de respiración diafragmática, del mismo tipo que los empleados en la rehabilitación de enfermos con obstrucción pulmonar crónica. Si los síntomas psíquicos son prominentes, o si no hay mejoría satisfactoria con las medidas anteriores, puede pasarse al empleo de los tranquilizantes menores. Las psicoterapias de relajación también ofrecen buenos resultados, y Diago (1978) ha sugerido la posibilidad de combinar la psicoterapia autógena con métodos conductistas, intentando la inhibición recíproca entre los síntomas de hiperventilación y el estado autógeno.

Disnea

La disnea es uno de los síntomas más frecuentemente asociados con enfermedades cardíacas y respiratorias. Consiste en la experiencia subjetiva de dificultad y excesivo esfuerzo al respirar. Se asocia con la hipernea que acompaña a la cólera y a la angustia, y es un síntoma frecuente en los síndromes de hiperventilación. También es referido por pacientes con depresión, en los que frecuentemente se descubre hipoventilación. Al ser altamente funcional, este síntoma puede presentarse en personas cuyas pruebas de función pulmonar son prácticamente normales, y, por el contrario, pacientes con déficit ventilatorio importante pueden no quejarse del mismo. Dudley (1969) ha observado que en la dis-

209

nea de pacientes con enfermedad pulmonar obstructiva crónica hay un fuerte componente funcional, secundario a sentimientos de ansiedad o depresión. El tratamiento psicoterapéutico resulta así beneficioso en estos enfermos, siendo tan importante, según Dudley, como los ejercicios de rehabilitación respiratoria.

Asma bronquial

El asma bronquial constituye un buen ejemplo para apoyar los argumentos del movimiento psicosomático, pues en su génesis se combinan factores alérgicos, infecciosos, psíquicos, endocrinos, vegetativos y genéticos.

La predominancia de uno u otro de estos factores da un sesgo característico a la enfermedad y a su curso. Son muchos los clínicos que diferencian entre un «asma psicosomática», para indicar la predominancia de los factores alérgicos o de los psicológicos, respectivamente. La mayoría de los casos, sin embargo, ocupan un lugar intermedio entre estos dos extremos, pudiéndose en general considerar el asma como un ejemplo típico de enfermedad multicausal.

Clínicamente, se caracteriza por disnea espiratoria, distensión torácica, respiración silibante, y roncus. Los ataques son de frecuencia y duración variables. La función respiratoria es prácticamente normal entre los ataques, aunque algunos asmáticos crónicos pueden presentar un estado disneico casi cotidiano. Los síntomas son producidos por una combinación de broncoespasmo, edema bronquial y acumulación de tapones mucosos, factores todos ellos que conducen a la obstrucción bronquiolar. La influencia del estrés y estados emocionales desagradables en la precipitación de crisis asmática es conocida desde muy antiguo. Experimentalmente, mediante la proyección de películas ansiógenas o criticando arbitrariamente a los sujetos, ha podido objetivarse disminución de la capacidad vital y del volumen espiratorio forzado (volumen de aire espirado en un segundo tras una inhalación máxima) en sujetos asmáticos, pero no en normales (Mathe, 1971; Tal, 1976). Estos cambios son más prominentes en aquellos asmáticos con un fuerte componente emocional en su enfermedad, que muestran además pautas anormales de motilidad respiratoria, y escasa respuesta vasoconstrictora periférica al estrés (Miklich, 1973). En el sujeto normal no se producen estas alteraciones, o, si acaso, se observa el efecto contrario, posiblemente por broncodilatación secundaria a la activación simpáticoadrenal.

Los procesos de aprendizaje también parecen jugar un papel en la reacción asmática. La observación más antigua de esta influencia es la de MacKenzie (1886), que describió el caso de una paciente alérgica a las rosas en la que se podía precipitar un ataque mediante la presentación de una rosa de papel. Numerosos autores han descrito casos similares desde entonces, en los que un ataque podía ser precipitado por circunstancias habitualmente asociadas con el alergeno.

Idéntica respuesta puede ser conseguida hipnotizando al paciente y sugiriéndole la presencia de alergenos o irritantes respiratorios. No debe creerse, sin embargo, que esta reacción es universal. Se trata más bien de observaciones anecdóticas, aunque suficientemente repetidas como para indicar que el aprendizaje juega cierto papel en la respuesta inmunoalérgica. Las relaciones entre respuesta inmune, aprendizaje y estrés tienen importancia capital para comprender la patofisiología asmática, y puede consultarse en la sección correspondiente a los mecanismos psicopatogenéticos, en este mismo libro.

Junto al asma «extrínseca», en la que puede demostrarse un componente alérgico, asociado o no con un componente emocional, tenemos el asma «intrínseca», en la que no hay componente alérgico demostrable. En estos casos, el mecanismo patogenético parece de tipo neurovegetativo, lo cual explicaría también la inducción de síntomas por emociones, ejercicio físico e irritantes inespecíficos, además de por alergenos. El vago mantiene el tono de la musculatura lisa bronquial, siendo antagonizado por la actividad beta-adrenérgica. La hiperreactividad del sistema parasimpático podría inducir una exagerada broncoconstricción, originando así la sintomatología asmática (Nadel, 1977). Sin embargo, muchos asmáticos presentan elevados niveles de catecolaminas circulantes (Mathe, 1971), y su desequilibrio neurovegetativo parece consistir en un predominio ergotrófico (simpático) con inhibición trofotrófica (parasimpático). Miklich (1977) reconcilia brillantemente estos hechos, poniendo de manifiesto la existencia de un círculo vicioso asmógeno, iniciado por episodios independientes de obstrucción o estrechamiento bronquial, de origen alérgico o infeccioso. La respuesta normal consiste en disminución del tono vagal con la consiguiente relajación de la musculatura bronquial. Si la obstrucción persiste, y la hipotonía vagal no es suficiente para compensarla, aumenta la actividad simpática en un intento de lograr mayor broncodilatación. Sin embargo, puede aquí la respuesta normal convertirse en patogenética. Si los estímulos catecolaminérgicos son suficientemente prolongados, se produce habituación de los receptores adrenérgicos, al mismo tiempo que la reducción de la actividad vagal produce hipersensibilidad de los receptores colinérgicos. En esta situación, cualquier estímulo que aumente la actividad vagal puede resultar en exagerada respuesta broncoespástica, que no puede ya ser contrarrestada por el sistema simpático. Si persiste la alteración funcional, la hipofunción parasimpática acaba disminuyendo la fluidez de las secreciones, que tienden a acumularse y obstruir parcialmente los bronquios. El círculo vicioso empeora, con mayor inhibición vagal, aumento de la sequedad de la mucosa bronquiolar, destrucción de los ciclios, y dificultad cada vez mayor para eliminar trasudados y sustancias extrañas. Finalmente, la excesiva inhibición de la excitación vagal puede disminuir peligrosamente el tono bronquial necesario para evitar el colapso pulmonar por la presión intratorácica. Esta atonía bronquial obliga al asmático a incrementar el volumen de aire en sus pulmones, con objeto de elevar la presión interna de los mismos. Aumenta así grandemente el esfuerzo respiratorio, con muy pobre rendimiento ventilatorio. Por esta razón, la administración de broncodilatadores simpaticomiméticos, como adrenalina, puede paradójicamente empeorar un ataque asmático. Los buenos resultados obtenidos con psicoterapia autógena en el asma crónica pueden deberse a restablecimiento de la sintonía neurovegetativa normal, aumentando la función trofotrópica y disminuyendo la ergotrópica. La eficacia terapéutica de los métodos conductuales se basa también, sin duda, en la corrección de aprendizaje erróneo a nivel neurovegetativo.

Personalidad del enfermo asmático. A pesar de los sugestivos trabajos de los primeros investigadores psicosomáticos, resulta hoy claro que no existe una «personalidad asmática». Estos sujetos pueden presentar rasgos obsesivo-compulsivos, histéricos, o ser prácticamente normales. Sin embargo, un rasgo frecuente, aunque poco significativo, tiende a hacerse patente cuando se compara niños asmáticos con sus hermanos sanos. Los niños asmáticos tienden a ser más dependientes e introvertidos y, a pesar de ser más sensibles al rechazo materno, en situaciones de conflicto inhiben con más frecuencia el llanto que sus hermanos normales. Existen también, en el mismo estudio, diferencias en cuanto al sexo del enfermo. Las niñas tienden a presentar un desarrollo psicosexual más avanzado que los niños, con conflictos de tipo genital y rebeldía ante sus necesidades dependientes. Los niños, por el contrario, presentaban conflictos de tipo predominantemente oral, y mayor aceptación de las relaciones dependientes (Fine, 1963). Alexander (1950) presentó como rasgo característico del enfermo asmático la excesiva dependencia de la madre, con necesidad de ser protegido y fusionado con ella. Según esta formulación, la inspiración es asociada simbólicamente con la internalización de la madre, y la retención de aire corresponde al deseo de fusionarse con ella. De hecho, las situaciones que precipitan ataques en niños asmáticos tienen en común la implicación de una separación inminente o de pérdida del amor de los padres. Muchas madres de niños asmáticos son controladoras, y su protección parece condicionada a la capacidad del niño para satisfacer sus expectaciones. El conflicto entonces se complica, puesto que el paciente debe reprimir su angustia ante la separación, por miedo a ser aún más repudiado por la madre —de ahí la famosa proposición de que el ataque asmático simboliza un «alarido inhibido llamando a la madre»—, así como los sentimientos de cólera contra su comportamiento frustrante y manipulador. Deseos sexuales, sentimientos competitivos, necesidades narcisistas, impulsos hostiles, etc., circunstancias todas ellas que preceden ataques asmáticos, tienen en común la capacidad de activar fantasías de separación o ataque de una figura maternal (o paternal, sobre todo si se trata de niñas).

Tratamiento. La base alérgica, inflamatoria y neuro-vegetativa del asma debe ser tratada con los elementos farmacológicos apropiados. El componente emocional y los factores asociados con aprendizaje autonómico requieren una intervención psicoterapéutica. La terapia de la conducta ha mostrado buenos resultados en el tratamiento del asma (Miklich, 1977), así como la relajación sistemática (Alexander, 1972) e hipnosis (Frankel, 1973). El tratamiento psicoanalítico de estos pacientes resulta sumamente difícil, por la rigidez de sus defensas, lo primitivo del conflicto y la tendencia a exacerbaciones asmáticas con las vicisitudes del proceso psicoanalítico.

TRASTORNOS CARDIOVASCULARES RELACIONADOS CON FACTORES MENTALES

La excitación emocional, el miedo, la angustia, la cólera, la alegría... son factores que modifican el ritmo, la frecuencia, el gasto cardíaco, la presión arterial y otros aspectos de la función cardiovascular. El estrés psicosocial ha sido reconocido desde hace ya mucho tiempo como un factor importante en las alteraciones de este sistema, hasta el punto que las variaciones de pulso y la presión arterial permiten objetivar la reacción emocional a diferentes estímulos. La fantasía juega un papel importante en estas respuestas, que

pueden producirse ante estímulos en apariencia ino-
cuos, pero de gran significado profundo para el paciente. El estrés intenso y prolongado, o rasgos de personalidad que convierten en estresantes circunstancias
que no lo son intrínsecamente, inducen alteraciones de
la función cardiovascular que pueden terminar en
lesiones estructurales permanentes y progresivas. Por
otra parte, el significado psicológico del corazón, sede
imaginaria de afectos tan importantes como el amor,
provoca reacciones exageradas ante toda disfunción,
por leve y transitoria que sea. Se cierra así un círculo
vicioso estrés-angustia-disfunción cardíaca-angustia.

La rica inervación vegetativa del corazón y sistema
circulatorio facilita su participación no sólo en las reacciones de estrés, sino también en procesos de aprendizaje autonómico. El sistema simpático acelera la frecuencia cardíaca, y el parasimpático la disminuye. En
estado de reposo, predomina el tono vagal, con poca
actividad simpática; por eso la atropina (inhibidor
vagal) produce taquicardia, mientras que el propanolol
(bloqueante beta-adrenérgico) no altera la frecuencia
cardíaca. La respuesta de alerta, la de lucha-huida, el
frío y el dolor tienden a acelerar el corazón; la sensación extrema de miedo puede reducir la frecuencia cardíaca al mismo tiempo que disminuye la presión arterial, provocando así el síncope emocional. Los reflejos
barorreceptores aceleran o disminuyen el ritmo, según
se detecte en el seno carotídeo reducción o aumento de
la presión arterial. La eficacia de los reflejos barorre-

ceptores varía entre distintas personas, y en la misma persona a lo largo del tiempo. Por ejemplo, durante el sueño la respuesta a la hipotensión es perezosa, mientras que la reacción a aumentos de la presión arterial es aún más enérgica que en estado vigil (Johnson, 1974). La hipotensión ortostática, producida al cambiar bruscamente de la posición de decúbito a la erecta, es normal al despertarse de un sueño profundo, o al salir bruscamente de un baño caliente. Como veremos más adelante, algunos individuos sufren de una labilidad neurovegetativa que hace esta reacción exageradamente frecuente. Por el contrario, otros pacientes presentan la anomalía opuesta, con respuestas presoras exageradas, que de ser funcionales y transitorias acaban por convertirse en permanentes y basadas en degeneración arteriolar. Consideraremos pues, en este capítulo, los trastornos del ritmo, la enfermedad coronaria, el síncope vasovagal y la hipertensión arterial.

Trastornos del ritmo cardíaco

La taquicardia paroxística es una de las reacciones más frecuentes a las emociones fuertes, y es consecuencia directa de la estimulación catecolaminérgica. Cuando se presenta con frecuencia, y se acompaña de rasgos neuróticos difusos, ansiedad, estrés emocional y, generalmente, astenia neurocirculatoria, constituye el cuadro llamado de neurosis cardíaca. El temor que estos pacientes regularmente presentan a padecer una enfermedad del corazón no debe considerarse necesariamente como hipocondríaco, pues las molestias son realmente serias, pueden precipitarse no sólo por factores emocionales, sino también por ejercicio, cambios bruscos de postura, estornudos, etc., y, ocasionalmente, pueden producir muerte súbita (Mc Mahon, 1975). Muchos de estos pacientes acaban, además, por desarrollar enfermedades coronarias, y entonces el pronóstico puede ser grave. Por otra parte, es muy posible que personas con este síndrome tengan cierta predisposición constitucional a las alteraciones del ritmo, así como otros síntomas indicativos de disfunción neurovegetativa (Fernández-Cruz, 1969). Las relaciones interpersonales son muy importantes para estos pacientes, y sus crisis se precipitan con frecuencia en momentos de conflicto o separación, real o imaginario, de seres queridos. La tendencia de estos pacientes a ser hostiles de carácter, reprimidos y temerosos de expresar sus sentimientos compulsivos y crónicamente ansiosos no facilita la obtención de ese calor humano que tan perentoriamente necesitan. Linch (1977) ha realizado un magnífico estudio sobre este problema, mostrando además el fenómeno inverso: las arritmias ventriculares de enfermos hospitalizados en una unidad coronaria mejoran cuando se establece con ellos un contacto protector, a veces simplemente mientras se les toma el pulso.

Tratamiento. La indicación psicoterapéutica es la misma que para pacientes con neurosis de angustia. El miedo a la enfermedad cardíaca y a la muerte súbita, que frecuentemente acompaña incluso la más benigna de las arritmias, debe ser explorada por su posible significado psicodinámico. Farmacológicamente, el propanolol y otros beta-bloqueantes pueden ofrecer mejores resultados que los tranquilizantes menores solos, aunque generalmente resulta aconsejable asociar ambos fármacos. Las terapias de relajación producen a veces resultados paradójicos, con precipitación de crisis durante la sesión. Los métodos avanzados de psicoterapia autógena permiten la abreacción emocional de los conflictos traumáticos subyacentes, facilitando así el proceso de relajación. La retroalimentación biológica obtiene buenos resultados con pacientes capaces de cooperar con el método, llegando a controlar y disminuir a voluntad su ritmo cardíaco (Numes, 1976).

Coronariopatías

La insuficiencia de la circulación coronaria para satisfacer las necesidades del músculo cardíaco constituye una enfermedad grave, y una de las mayores causas de muerte en las sociedades civilizadas. La arterosclerosis coronaria es la principal base anatomopatológica del trastorno, aunque también es posible la producción de espasmos coronarios por efecto de la ansiedad, el frío intenso u otros factores (Hillis, 1978). El hecho de que, con grados similares de arterosclerosis, unos individuos desarrollen angina, otros infarto, y otros no presentan síntomas, sugiere la posibilidad de que ambos factores se combinen de forma variable. Las coronariopatías parecen responder a una causación multifactorial, habiéndose descrito diversos *factores de riesgo* que predisponen a las mismas. El abuso del tabaco, a niveles plasmáticos elevados de colesterol, el estrés y ciertas pautas características de comportamiento, son los más importantes de estos factores. El hábito del tabaco, sobre todo ahora que el público está bien informado de sus peligros potenciales, denota una cierta inestabilidad caracterológica y excesiva experiencia subjetiva de estrés. La hipercolesterolemia, relacionada con la dieta y la falta de ejercicio físico, no parece suficiente por sí sola para producir enfermedad coronaria. En efecto, Thomas (1975) ha mostrado en un estudio prospectivo que sujetos con hipercolesterolemia en su juventud tienen mayor probabilidad de sufrir un infarto en los veinte años siguientes sólo cuando se asocian rasgos de hipersensibilidad psíquica y excesiva vulnerabilidad al estrés. En el adulto se ha descrito una *pauta de comportamiento* denominada «tipo A» (Rosenman, 1964), particularmente asociada con la predisposición a padecer enfermedades coronarias. A lo largo de los años, numerosos autores han comprobado la validez de esta teoría, añadiéndose nuevos rasgos definitorios. En la actualidad, el tipo A de comportamiento se considera como un estilo de vida caracterizado por: *a)* Hiperactividad y excesiva ambición social; *b)* agresividad (con frecuencia reprimida), competitividad y hostilidad; *c)* sensación continua de falta de tiempo, tendencia a las prisas y continuo estado de alerta, y *d)* impaciencia, movimientos corporales excesivos, tensión de la musculatura facial y tendencia a hablar rápido y alto. Jenkins (1974) ha perfeccionado un cuestionario cuya aplicación permite la identificación sencilla de sujetos con alto grado de conducta tipo A. El seguimiento durante cuatro años muestra una incidencia de infarto de miocardio doble a la que experimentaron sujetos con baja puntuación en el test de Jenkins. La personalidad del enfermo coronario parece ser de tipo obsesivo-compulsivo, con tendencia a la preocupación ansiosa sobre el futuro, empleo de la racionalización como mecanismo de defensa preferido, necesidad de dominar activamente a los demás, frecuentes tensiones interpersonales en su trabajo y ocasionales episodios depresivos (Dongier, 1974). Dentro de esta caracterización común, los pacientes que desarrollan angor pectoris tienden a presentar más rasgos fóbicos, con mayor libertad para expresar la angustia, mientras que los predispuestos al infarto de miocardio presentan mayor penetrancia psicosomática (esto es, rasgos más acusados de personalidad psicosomática; véase capítulo sobre «El proceso psicosomático», página 71). Como corolario de sus rasgos de personalidad y pautas preferidas de comportamiento, no es de extrañar que las personas predispuestas a enfermedades coronarias tiendan a trabajar con mayor intensidad y durante más tiempo que otras. La devoción y responsabilidad por su trabajo son muy intensas, y siempre parecen dispuestas a aceptar retos difíciles, tales como asumir más tareas de las que pueden cumplir confortablemente. Se hallan así siempre sobrecargados de trabajo y faltos de tiempo para cumplir sus compromisos en el plazo fijado. Incidentalmente, es llamativa la habilidad inconsciente de estos pacientes para tener que trabajar siempre «contrarreloj», debido a su tendencia a encargarse de tareas que deben ser cumplidas en un plazo prefijado. La vida afectiva, la familia, el descanso y la diversión, todo pasa a segundo plano con respecto a la necesidad de desempeñar más y mejor su ocupación; de hecho, muchos de estos pacientes podrían ser calificados como «laboradictos». No debe pensarse que todo individuo ambicioso y trabajador es un candidato seguro para el infarto; la ausencia de satisfacción con su vida es un importante cofactor que, con frecuencia, no se tiene en cuenta. Se ha encontrado alta correlación entre coronariopatías y excesivos problemas financieros, familiares y laborales. La incongruencia entre un alto grado de preparación y un bajo nivel de empleo (que, obviamente, ha de producir insatisfacción) es un hallazgo frecuente en pacientes con infartos, así como su sensación de no haber logrado el triunfo al que su esfuerzo parecía hacerles acreedores (Jenkins, 1977). La ambición, el deseo de poder, y el trabajo excesivo no ofrecen satisfacción por sí mismos a estos pacientes, sino que responden a un deseo profundo de ser amados y admirados. La sensación continua de frustración producida por la imposibilidad de lograr sus fines inconscientes les obliga a trabajar todavía más, y a exagerar aún más sus ansias de dominio y poder. Con frecuencia, el infarto de miocardio se produce durante, o inmediatamente después de confrontaciones interpersonales activadoras de la profunda sensación de frustración (Groen, 1976). Finalmente, como en casi todas las enfermedades, es frecuente descubrir que durante meses antes de la eclosión clínica de la coronariopatía, el paciente ha estado sometido a un grado excesivo de estrés psicosocial o a cambios importantes en la organización de su vida (Russek, 1976).

Tratamiento. Obviamente, el mejor tratamiento de la enfermedad coronaria, es el preventivo, eliminando de manera sistemática los factores de riesgo. Desgraciadamente, aunque algunas medidas, tales como no fumar, evitar grasas en la dieta y realizar ejercicio físico dependen del individuo, gran número de las variables que parecen predisponer a las coronariopatías dependen de la organización y exigencias de la tecnificada sociedad actual. La práctica regular de métodos inductores de la respuesta de relajación, sea entrenamiento autógeno, meditación trascendental o retroalimentación de ritmo alfa, ofrece una buena protección contra los efectos devastadores del estrés, y constituye una medida a recomendar tanto a sujetos expuestos como a los enfermos que deben seguir un programa de rehabilitación. Las simples recomendaciones de que «es necesario cambiar el ritmo de vida», o que «no debe

trabajar tanto», etc., rara vez ejercen los efectos desea-
dos. En ocasiones, algunos pacientes se aplican a sus
ejercicios físicos o de relajación con la misma ansiosa
intensidad con que antes se dedicaban a su trabajo, tratando continuamente de batir sus propias marcas.
Puede ser muy útil entrevistarse con la familia y hacerles ver cómo tras su apariencia avasalladora y podero-
sa se oculta una profunda necesidad de afecto. El éxito
de esta estrategia depende, sin embargo, de la capacidad de la esposa para satisfacer estas necesidades de
dependencia sin adoptar una actitud dominante y hostil. Una buena relación psicoterapéutica (sin prisas)
puede constituir el marco que permita influir progresivamente al paciente para que abandone sus perniciosos
hábitos estresantes, y acepte las limitaciones impuestas
por su enfermedad.

Como punto final, cabe recordar que la morbilidad psiquiátrica es alta tras un infarto de miocardio
(Lloyd, 1978) y que el propanolol, u otro bloqueante
beta-adrenérgico, puede ser útil no sólo por su
acción cardioprotectora frente al estrés, sino también
por sus efectos ansiolíticos. Las benzodiazepinas y
diazepanes son también de utilidad para combatir la
ansiedad y el insomnio. Sin embargo, los tricíclicos
antidepresivos y los tranquilizantes mayores deben
ser empleados con precaución, por su tendencia a
producir efectos nocivos sobre la circulación y el
músculo cardíaco.

Hipotensión y síncope

Algunos pacientes muestran una tendencia constitucional a reflejos barorreceptores perezosos, con excesiva tendencia a la hipotensión ortostática, mareos y palidez. Rof (1955) considera el síntoma relacionado con el cuadro de la astenia neurocirculatoria, en el que la hipotensión se acompaña de fatiga, apatía y otros rasgos de disfunción o labilidad neurovegetativa, como palpitaciones y otras diversas alteraciones funcionales. El síncope vasovagal es la expresión máxima de esta afección, alcanzando la hipotensión un grado tal que el flujo sanguíneo cerebral disminuye por debajo de valores compatibles con el mantenimiento de la consciencia. Se pierde entonces el tono muscular y el sujeto cae al suelo, recuperándose por lo general de forma espontánea en el plazo de pocos segundos. Factores tales como dolor intenso, lesiones tisulares, anemia y reducción del volumen sanguíneo, vasodilatación periférica, calor, excitación emocional, ingestión excesiva de bebidas alcohólicas, etc., predisponen a la aparición del síncope. Sin embargo, la mayoría de los pacientes que sufren de episodios vasovagales repetidos presentan un conflicto de tipo neurótico, que es movilizado por circunstancias ambientales. Característicamente, se trata de sujetos con gran preocupación por su integridad física, que sufren el desmayo cuando anticipan un ataque real o imaginario, del cual no puede escapar ni defenderse (Engel, 1962). Estudios de las fantasías presíncope confirman la importancia de la combinación de miedo e impotencia para defenderse, ampliándose la formulación original para incluir el temor al daño psicológico, en la forma de humillación y pérdida de prestigio. La secuencia psicodinámica aceptada actualmente como precipitante del síncope vasovagal consiste en la percepción del peligro, físico o moral, la sensación de impotencia para defenderse o escapar, la negación del miedo, y, finalmente, la rendición y huida simultáneas que culminan en la pérdida de conocimiento (Sledge, 1978).

El desmayo suele tener lugar en un contexto social, con el sujeto en posición erecta, y tiene un *pródromo característico*, consistente en sudoración fría, náusea, inquietud motora, debilidad, palidez y respiración suspirante. En pocos minutos aparece visión borrosa, sensación de cabeza flotante o vacía, y, finalmente, pérdida de conocimiento y del tono muscular, con caída al suelo. Al inicio de la fase prodrómica, la presión arterial y el pulso pueden estar ligeramente elevados, pero sigue después un rápido descenso de presión arterial, produciéndose el desmayo cuando la presión sistólica desciende por debajo del nivel crítico de 60 mm de mercurio. La frecuencia cardíaca suele también disminuir, a veces tanto como a 30 pulsaciones por minuto, reflejando el bloqueo parasimpático del marcapasos cardíaco. El electroencefalograma puede mostrar un enlentecimiento generalizado, y pueden aparecer crisis convulsivas clónicas si el desmayo persiste más de medio minuto. Como regla general, el ataque puede ser prevenido si el paciente adopta la posición horizontal o se sienta inclinando el tronco hasta situar la cabeza entre las piernas, por debajo de las rodillas.

Según Engel, en circunstancias de intenso miedo o angustia aumenta el flujo sanguíneo muscular, preparando al individuo para la reacción de lucha o huida. Pero si la situación no puede ser compensada por la acción, la sangre desviada hacia los músculos permanece inmóvil en ellos, cayendo la presión sanguínea. Situaciones típicas para la presentación de este síndrome son las inyecciones intravenosas, las extracciones de sangre, los trabajos dentales, etc. El síncope vasovagal es más frecuente en el hombre, y afecta sobre todo a individuos jóvenes. Es importante distinguir este síndrome del desmayo histérico, en el que no hay alteración de la presión arterial ni enlentecimiento del pulso, y que es en cambio mucho más frecuente en las mujeres.

Tratamiento. Con el sujeto en posición horizontal, la recuperación espontánea es la regla. Debe evitarse intentar incorporarle antes de que haya recuperado totalmente la consciencia; como medida complementaria, puede practicarse enérgico masaje en las masas musculares periféricas, con objeto de facilitar el retorno a la circulación general de la sangre allí acumulada. En ocasiones, los síntomas premonitorios pueden recurrir tan pronto como el sujeto se recupera del síncope, y es entones necesario que permanezca tumbado, efectuando quizá movimientos de piernas y brazos. Un síncope ocasional en adultos jóvenes no tiene excesivo significado patológico, pero si los episodios se repiten con frecuencia, es indicativo de conflicto neurótico que debe ser tratado con psicoterapia. Tanto el tratamiento psicoanalítico breve focalizado, como la terapia autógena ofrecen buenos resultados.

Hipertensión esencial

La Organización Mundial de la Salud estableció en 1955 como límite de la presión arterial normal en el adulto 140 mm Hg para la sistólica y 90 mm de Hg para la diastólica. Valores hasta 160/95 se consideran como de hipertensión limítrofe o incipiente, y los superiores son ya propios de hipertensión declarada. Estas cifras son totalmente convencionales, y el límite real quizá sea más bajo. Herrmann (1976), citando los estudios realizados por las grandes compañías de seguros, señala que todo adulto joven con tensión superior a 120/80 milímetros de mercurio, tiene disminuidas sus posibilidades de supervivencia a largo plazo. Las secuelas de la hipertensión arterial son múltiples, todas ellas relacionadas con un prematuro envejecimiento de las arterias. Teniendo en cuenta que gran número de accidentes cerebrovasculares y crisis cardíacas son precipitados por estados de hipertensión, se puede bien considerar esta enfermedad como una de las mayores causas de mortalidad en nuestras sociedades occidentales. Sólo en aproximadamente un 20% de los casos es posible descubrir la causa de la hipertensión (generalmente enfermedad renal, endocrina o coartación de grandes arterias) el 80% restante constituyen el grupo de la hipertensión primaria, idiopática o esencial.

La hipertensión esencial es, típicamente, una enfermedad de comienzo insidioso y curso progresivo. Sus *síntomas* incluyen mareos, zumbidos en los oídos, irritabilidad y cefaleas, localizadas preferentemente en la calota. Además de la elevación esfingomanométrica, los signos incluyen tendencia a la epistaxis y modificaciones características en el fondo de ojo. La principal consecuencia anatomopatológica del proceso hipertensivo es el envejecimiento prematuro de las arterias, con disfunción progresiva de diversos órganos y sistemas. El corazón, el cerebro y los riñones son los más afectados, y en estadios avanzados se añaden al cuadro general las manifestaciones propias de su lesión. En estadios iniciales, la hipertensión se mantiene a costa de un aumento del gasto cardíaco, siendo la elevación de la resistencia periférica de desarrollo relativamente tardío. Gorlin describió en 1962 el *síndrome de la hiperquinesis cardíaca*, consistente en hipertensión, con aumento del gasto y frecuencia cardíacas, taquicardia de estrés, aumento de la contractibilidad miocárdica y disminución de la resistencia vascular periférica. Afecta típicamente a adolescentes y adultos jóvenes, sobre todo durante situaciones de estrés, y se considera que puede tener relación con el posterior desarrollo de hipertensión esencial.

Etiopatogenia. La hiperactividad del sistema nervioso simpático, en respuesta a una excesiva percepción crónica de estrés, se considera como uno de los mecanismos más importantes en la producción de hipertensión esencial (Chobanian, 1978). Existe sin embargo una forma de hipertensión esencial caracterizada por reducción de la actividad simpática, con aumento de aldosterona y del volumen sanguíneo central, y disminución de los niveles plasmáticos de renina (Esler, 1976). El desequilibrio entre sistemas renales hipertensores y antihipertensivos constituye el núcleo patogenético central, y la elevación crónica de la actividad catecolaminérgica es solamente uno de los posibles mecanismos capaces de inducir este desequilibrio (Weiner, 1977).

Además de los factores psicosociales inductores de estrés, *la constitución genética* y los hábitos alimenticios juegan un papel importante. Aunque numerosos estudios epidemiológicos confirman que la enfermedad es más frecuente entre hijos y hermanos de hipertensos, la manera como se efectúa la transmisión no es bien conocida. Más que la enfermedad en sí, es muy posible que lo que se herede sea la predisposición a padecer enfermedades cardiovasculares en general, bien por una anomalía congénita en el metabolismo de los lípidos bien por pautas idiosincrásicas de respuesta inapropiada al estrés (Thomas, 1973). La dieta ocupa un lugar importante entre los factores que pueden forzar la manifestación de una predisposición hipertensiva. Las dietas hipercalóricas y el consumo excesivo de sal

231

parecen los dos hábitos alimenticios más influyentes en este aspecto. El consumo de café no aumenta exageradamente las probabilidades de contraer hipertensión, a diferencia del tabaco, cuyo uso predispone al padecimiento de toda la gama de enfermedades cardiovasculares (Dawber, 1974).

Estrés e hipertensión. La presión arterial es muy sensible a todo estímulo capaz de provocar respuestas emocionales. Numerosas observaciones ilustran este principio, tanto desde el punto de vista anecdótico como experimental. Una vez finalizada una experiencia estresante, la mayoría de los sujetos recuperan su tensión normal, aunque ello puede requerir un lapso prolongado de tiempo, en ocasiones hasta dos y tres meses. Sin embargo, una minoría, particularmente predispuesta, permanece indefinidamente con hipertensión. El estrés crónico y la tensión emocional inherente a su ocupación parecen los factores determinantes de la alta prevalencia de hipertensión esencial entre los controladores de tráfico aéreo, más acusada aún entre los que trabajan en aeropuertos complejos y conflictivos (Cobb, 1973). Paulus (1978), estudiando la prevalencia de hipertensión en las cárceles, ha encontrado una relación positiva con la densidad social de las mismas, esto es, con el grado de estrés por hacinamiento que padecen los reclusos.

Diversos estudios antropológicos sobre procesos de cambio cultural, también relacionan el estrés psicosocial con elevaciones de presión arterial. Muchos

pueblos primitivos, organizados en sociedades coherentes y ricas en apoyo mutuo, desconocen la enfermedad hipertensiva, incluso en los sujetos de edad
avanzada. Sin embargo, cuando miembros de estos
grupos idílicos se integran en sociedades civilizadas,
la incidencia de hipertensión entre ellos iguala o
incluso supera la media de la sociedad que les alberga, demostrando que no se trata simplemente de un
fenómeno genético (Ostfeld, 1977). En general, las
situaciones capaces de evocar respuestas presoras
son aquellas en las que, existiendo riesgo de daño
físico o moral, la reacción física de lucha o huida es
inapropiada, y el sujeto experimenta incertidumbre y
necesidad de mantener una actitud mental alerta y
vigilante. La mayor prevalencia de hipertensión tras
la rotura de pautas culturales tradicionales puede
explicarse por la creación de situaciones psicosociales más ambiguas y exigentes, y por el conflicto que
entonces surge sobre el papel de cada individuo. De
todas maneras, aunque algunos autores identifican el
estrés ambiental como directamente responsable de
la hipertensión esencial, esta interpretación parece
hoy día insuficiente. El estrés constituye una exigencia sobre buen número de sistemas reguladores, y el
desarrollo posterior de enfermedad hipertensiva
depende de la manera en que un individuo genéticamente vulnerable perciba la amenaza ambiental, y de
los mecanismos defensivos que adopte ante ella
(Lazarus, 1978).

233

Personalidad e hipertensión. Dunbar (1954) fue la pionera en los estudios sobre personalidad del hipertenso, al que describió como perfeccionista, compulsivo, con ansiedad crónica y con dificultad en las relaciones con la autoridad. Alexander (1939, 1968) postuló una *constelación psicodinámica* específica en la hipertensión, cuyo núcleo estaría constituido por el conflicto entre agresión y dependencia. La infancia del futuro hipertenso está marcada, según Alexander, por padres excesivamente estrictos, que retiran su amor ante todo signo de rebeldía. El niño pronto aprende a ocultar sus ataques de rabia, desarrollando una inhibición crónica de sus pulsiones agresivas. La excitación que resulta de este tipo de reacción emocional no puede así encontrar expresión externa, y se traduce en hiperactividad simpática crónica.

En realidad, la inhibición afectiva de los hipertensos no está limitada a la agresividad, pudiendo evidenciarse en ellos una supresión generalizada de toda expresión emocional (Pilowsky, 1973). Handkins (1978) revela, mediante la administración de pruebas psicológicas apropiadas, una cierta tendencia del hipertenso a ocultar los pensamientos y sentimientos que tiene sobre sí mismo, negando el impacto emocional de cualquier estímulo y evitando situaciones en las que pueda descubrirse su intimidad.

Otros autores han notado rasgos obsesivo-compulsivos y tendencia a la inhibición de las respuestas asertivas también en las hipertensiones secundarias, y actualmente se acepta que la represión de emociones relacionadas con aumento de la expresión arterial (cólera y ansiedad) puede ser un mecanismo psicológico protectivo, secundario a la enfermedad hipertensiva (Ostfeld, 1977). Los estudios prospectivos de Thomas (1973) aportan interesante información para una posible controversia, pues en ellos se ponen de manifiesto ciertos rasgos premonitorios del futuro desarrollo de hipertensión esencial. Estos rasgos, identificados mediante extenso estudio de adultos jóvenes sanos seguidos posteriormente durante veinte años, son:

1. Presión sistólica ligeramente superior a la media.
2. Ligera elevación de los niveles plasmáticos de colesterol.
3. Mayor tendencia a reaccionar ante el estrés con manifestaciones de tensión nerviosa, comparativamente a la media para su edad.
4. Sumisión aparente, pero resentida a la dominación de los padres.

Todos estos fenómenos pueden formar parte, según Thomas, de una constelación genético-adquirida, que predispone a reacciones presoras exageradoras y patológicas.

Condicionamiento autonómico. Reiser (1975) considera que el establecimiento del mecanismo presor patógeno puede comenzar muy pronto, dependiendo de una combinación de factores genéticos y experiencias de condicionamiento autonómico infantil. Cuando el niño pequeño llora en una situación de estrés, se produce un aumento de la presión intratorácica, con disminución del retorno ventricular y del gasto cardíaco. Como compensación, la frecuencia cardíaca y la resistencia periférica aumentan, para así mantener la perfusión de los órganos vitales. Si tales pautas de reactividad neurovegetativa son accidentalmente reforzadas durante momentos críticos del desarrollo, puede producirse un fenómeno de condicionamiento operante. La reacción prehipertensiva queda asociada con la experiencia de estrés y la expresión de emociones, y la estimulación psicosocial repetida puede terminar por desencadenar un estado hipertensivo.

Tratamiento. La detección y tratamiento tempranos son medidas de gran importancia, pues permiten detener o retrasar el progreso de la enfermedad. La relación estable y positiva con el médico de familia es el mejor coadyuvante de los modernos antihipertensivos. Si se inicia un tratamiento psicoterapéutico, es conveniente deshacerse de prejuicios teóricos, y dedicarse a ayudar al paciente a identificar los problemas y situaciones que le provocan ansiedad e irritación. La posibilidad de comentar estas dificultades con el terapeuta, y de comprender paulatinamente sus vulnerabilidades y erróneos mecanismos defensivos, resulta mucho más útil que la simple ventilación forzada de la agresividad. Todas las terapias de relajación se han mostrado útiles en el tratamiento de la enfermedad hipertensiva, aunque debe recordarse la posibilidad de reacciones paradójicas con el entrenamiento autógeno (la ausencia de respuestas paradójicas con yoga y meditación trascendental puede estar en relación con la insuficiencia de los controles médicos establecidos por los practicantes de esas modalidades terapéuticas). El condicionamiento instrumental de la presión arterial por retroalimentación biológica ofrece una gran promesa para el tratamiento de la hipertensión (Patel, 1975; Shapiro, 1978). Sin embargo, a pesar de los magníficos resultados experimentales con sujetos normales e hipertensos seleccionados, la aplicabilidad clínica de este método no está aún totalmente clarificada. Si se emplean psicofármacos para el tratamiento de la ansiedad, depresión u otros trastornos psiquiátricos, debe recordarse que los tricíclicos antidepresivos y las fenotiazinas antagonizan la acción hipotensora de la guanetidina. Por otra parte, la desimipramina y la doxepina exageran las respuestas presoras a la noradrenalina, mientras que la amitryptilina y la imipramina tienen efectos hipotensores y cardiotóxicos. La asociación de sales de litio y medicaciones eliminadoras de sodio, tales como la clorotiazida, puede reducir notablemente el dintel tóxico para el litio, y debe ser evitada. Si se emplean derivados de la reserpina para el tratamiento de la hipertensión, no debe olvidarse que esta droga provoca depresión en un 20% de los que la reciben, siendo el riesgo mayor en pacientes con tendencia a la depresión o historia familiar de depresión. Las benzodiazepinas para la ansiedad de tipo neurótico, y las butirofenonas (Haloperidol) para grados severos de agitación, son los medicamentos más recomendables. El riesgo del tratamiento antidepresivo debe ser considerado cuidadosamente, sobre todo en pacientes que, además, presentan lesiones cardíacas.

TRASTORNOS DERMATOLÓGICOS ASOCIADOS CON FACTORES MENTALES

La piel, envoltura externa del cuerpo, ricamente dotada de receptores para el tacto, dolor y temperatura, constituye el primer órgano de relación con el mundo exterior. Antes de la fase oral, que Freud consideraba como la primera en el desarrollo psicosexual, existe lo que podríamos denominar fase epitelial, probablemente iniciada antes del nacimiento, y que constituye la matriz primera para el desarrollo del yo corporal. A través de sus primeras sensaciones táctiles con la madre, el niño adquiere conciencia de los límites de su propio ser, iniciándose así la separación psicológica de la estructura fusional prenatal. La integración posterior con otras sensaciones propioceptivas y con las obtenidas a través del oído, la vista, el olfato y el sentido del equilibrio, permiten la formación coherente del esquema corporal, en el que posteriormente se integrarán procesos cognitivos y emocionales, constituyéndose el sentido global de identidad. Todo este proceso sólo puede iniciarse con el contacto físico con la madre o sustituto, como muy bien han demostrado Harlow (1965) en los monos y

Bowlby (1969) en el niño. La deprivación táctil relativa, bien por deficiencias de la madre o por alteraciones congénitas de la sensibilidad del niño, se traduce en anomalías conductuales y psicofisiológicas posteriores (Frances, 1975). Como veremos más adelante, algunos autores han identificado los conflictos en el área del contacto físico como base de diversas afecciones dermatológicas. Por otra parte, la piel es también un órgano de expresión de estados internos, como lo atestiguan expresiones tan clásicas como «pálido de miedo», «rojo de ira», etc. Inicialmente, tales fenómenos constituyen una expresión inespecífica de la reacción homeostática general del organismo, pero, por diversas circunstancias, pueden adquirir un significado emocional propio y traducirse en diversas manifestaciones inapropiadas y patológicas.

Una precaución importante en el estudio psicosomático de las dermatosis viene impuesto, precisamente, por el gran significado emocional que las manifestaciones epidérmicas tienen para el paciente. Es difícil delimitar hasta qué punto una constelación psicológica determinada constituye un antecedente de la alteración dermatológica, o una consecuencia de los esfuerzos psicológicos de adaptación a la enfermedad. En la mayoría de los casos, es muy posible que el núcleo patogenético se constituya sobre un círculo vicioso, en el que factores psicofisiológicos, infecciosos, degenerativos y conductuales se potencien mutuamente.

Prurito

La sensación de picor, y su consecuencia inevitable, el rascado, son experiencias universales. Las vías aferentes del prurito son las mismas que las del dolor, y la diferencia en la sensación depende de las características de estímulo. El prurito puede definirse como una modalidad especial de dolor, originada por excitación persistente, de intensidad insuficiente para ser registrada como dolor, pero lo bastante duradera para no ser percibida como un pinchazo. El prurito puede presentase por irritación química o mecánica, y constituye un síntoma importante de numerosas dermatosis. La sensación de picor puede ser iniciada por mecanismos neurohumorales, fundamentalmente la liberación de histamina y proteinasas en la piel, y puede ser secundaria a diversas enfermedades médicas, como las hepatopatías, disfunciones del tiroides, diabetes, nefritis, gota, alergias alimenticias y leucemias, así como en la senilidad y el embarazo. El estrés emocional disminuye el dintel sensorial para el prurito, y el sujeto puede responder con rascado ante estímulos que normalmente pasarían desapercibidos. Estados de cólera, irritación, aburrimiento, culpa, y excitación sexual facilitan esta reacción. Cuando los factores psicológicos constituyen el determinante principal del síntoma, se designa éste con el término *prurito psicógeno*, que sólo puede ser diagnosticado después de un cuidadoso examen dermatológico y psiquiátrico, cuando ha sido excluida toda posible patología interna o epitelial (excepto las lesiones causadas por frotamiento o rascado). Según Musaph (1976) la *personalidad* de estos pacientes se caracteriza por los siguientes rasgos:

1. Hipersensibilidad, con gran capacidad de captar las tensiones y estados disfóricos de los demás.
2. Incapacidad de expresar de manera adecuada los propios sentimientos.
3. Gran dificultad para manejar sus propias pulsiones agresivas, con inhibición absoluta de su expresión.
4. Armadura caracterológica, con defensas fijas, estrictas e inalterables.
5. Tendencia a la limpieza exagerada y al orden excesivo.

El factor desencadenante más frecuente de un ataque de prurito psicógeno lo constituyen confrontaciones emocionales o ataque por parte de una persona querida. En algunos casos, el rascado puede ser una actividad derivativa, y no la respuesta refleja al prurito. El etologista Tinbergen describió este fenómeno en 1952, definiéndolo como «las vías de expresión motriz mediante las cuales un instinto contenido puede lograr su descarga». Los chimpancés observados por Tinbergen desarrollaban episodios de intenso rascado en ciertas condiciones de frustración, y en el hombre pueden también observarse muchas reacciones de este tipo. Frotamiento de las manos, barbilla, nariz y cejas, así como pellizcamiento en cualquier parte del cuerpo, son reacciones inconscientes frecuentes ante la frustración. Musaph (1976) ha descrito, en este contexto, el «síndrome del semáforo», consistente en la costumbre de numerosos conductores de soltar el volante y rascarse intensamente durante el tiempo que han de permanecer detenidos frente a un semáforo rojo. El sujeto normal puede experimentar picor y compulsión de rascado en situaciones de estrés, como actividad derivativa, o por influencias sugestivas, pero tales reacciones son de corta duración, intermitentes, y muy raramente llegan a producir lesiones epiteliales o a constituir molestias importantes. Sin embargo, una sensación continua de frustración, expresada por picor y rascado, puede ser el resultado de una personalidad neurótica, incapaz de la normal expresión de sus instintos, aunque las circunstancias ambientales no justifiquen tal inhibición. Ya hemos dicho que no siempre el prurito precede al rascado, sino que a veces es a la inversa. En ocasiones, el rascado constituye una maniobra autoerótica, y ciertos pacientes con personalidad *bordeline* pueden inconscientemente inducirse lesiones epiteliales como equivalente masturbatorio masoquista. El aumento de la estimulación epitelial que producen las lesiones de rascado puede servir también para reforzar la percepción de la propia identidad, desempeñando en este caso una función análoga a la de las mutilaciones y lesiones cortantes que se infligen pacientes psicóticos y *bordelines*.

En ocasiones, el prurito aparece localizado en una región corporal dotada de un significado psicológico especial. Tal es el caso de *pruritus ani* y el *pruritus vulvae*, que algunos autores agrupan bajo el diagnóstico de *pruritus ano-genitalis*. En ambos casos, se encuentra con frecuencia una historia de irritación local (parásitos, micosis, venas varicosas, etc.) o de enfermedad sistémica, deficiencias nutritivas, o intoxicaciones. La persistencia del prurito tras la desaparición de la causa originaria se observa en personalidades infantiles, y guarda relación con el profundo significado psicológico de ambos orificios. El *pruritus ani* es más frecuente en individuos con personalidad obsesiva, para los cuales los impulsos sádicos, las tendencias homoeróticas y las relaciones con la autoridad constituyen un problema superior a lo normal. En ellos pueden encontrarse mecanismos psicológicos de defensa de tipo proyectivo, con desconfianza e ideas de referencia, formación reactiva, con excesiva sumisión y acatamiento de la autoridad, y retroflexión de la agresión sobre sí mismos. El *pruritus vulvae* se acompaña frecuentemente de una larga historia de frustración sexual, junto con un superyo rígido que prohíbe la masturbación. Junto a los aspectos dolorosos, este tipo de prurito contiene elementos placenteros, generalmente reprimidos. El picor representa, al mismo tiempo, una excusa para la masturbación y el castigo por ella.

Tratamiento. La aplicación tópica de las medidas dermatológicas adecuadas requiere con frecuencia el suplemento de una hábil psicoterapia. En la mayoría de los casos, el establecimiento de una relación médico-enfermo positiva y segurizante es suficiente, pero en ocasiones es preciso una más profunda investigación de los factores psicológicos subyacentes. La administración de tranquilizantes menores puede ser de utilidad en los casos en que la angustia desempeña un papel importante. La terapia de la conducta obtiene buenos resultados en la supresión del rascado, siempre que el paciente esté dispuesto a colaborar y el terapeuta logre desarrollar en él la suficiente motivación transferencial.

Rosácea

El acné rosácea consiste en eritema, con formación de pápulas, en regiones características del rostro, cuello y porción superior de tórax. En ocasiones se acompaña de aumento persistente de la vascularización dérmica, con formación de telangiectasias. Afecta más a las mujeres que a los hombres, y generalmente aparece entre los treinta y los cuarenta años de edad. Esta condición parece guardar relación patogenética con el *eritema a pudore,* enrojecimiento transitorio por vasodilatación de los plexos subcapilares, y de distribución similar. Como observa Rof Carballo (1955) las alteraciones vasculares funcionales terminan por convertirse en estructurales, como es el caso de los enfermos con síndrome de Raynaud, que pueden acabar por desarrollar gangrenas y ulceraciones. De la misma manera, la rosácea puede representar el estadio final de una exagerada tendencia al eritema pasajero.

El curso de la enfermedad es errático, con períodos de desaparición casi total (excepto las telangiectasias). La exacerbación de las lesiones es típicamente precipitada por el aumento de la temperatura ambiente, la ingestión de bebidas calientes, la comida excesivamente sazonada, y las influencias emotivas. Como en tantos otros síndromes psicosomáticos, las mujeres experimentan con frecuencia empeoramiento en el período premenstrual.

Wittkower (1953) describe rasgos característicos de personalidad en estos pacientes, consistentes en excesiva dependencia de la buena opinión de los demás, deseo compulsivo de agradar y miedo continuo de atraer la atención. Lo que en la superficie aparece como un elevado concepto de sí mismos, oculta en realidad profundos sentimientos de inferioridad, vergüenza y culpa. El amor propio de estos enfermos es herido con facilidad, y el inicio o empeoramiento de su estado es frecuentemente precedido de situaciones que provocan vergüenza o culpa. De ahí la formulación de que la rosácea representa un estado de permanente enrojecimiento emotivo.

Urticaria

Como en el caso del asma, en la génesis de la urticaria se combinan factores alérgicos y emocionales. Situaciones de estrés emocional preceden con frecuencia la aparición de ataque de urticaria, en los que, además, es posible identificar un alergeno. Bajo la influencia de hipnosis o una fuerte sugestión, las manifestaciones dermatológicas pueden desaparecer en breve plazo, y, en ocasiones, incluso la reacción alérgica positiva. En la urticaria crónica es frecuente encontrar alteraciones de la personalidad, cuyo patrón no está totalmente definido, ni parece responder a un tipo único. Wittkower (1965) describe dos pautas de conducta típicas de estos pacientes. Ambos tienen como raíz la convicción, habitualmente errónea, de haber sido deprivados de amor materno durante la infancia; mientras unos expresan abiertamente su resentimiento, otros lo reprimen convirtiéndolo en su opuesto. Los pacientes del grupo agresivo tienen una tolerancia mínima a la frustración de sus necesidades de afecto, siendo incapaces de reconocer estas necesidades como exageradas. Exigentes y belicosos, parecen estar continuamente repitiendo la actitud infantil de «ver hasta dónde pueden llegar». El grupo pacífico muestra un comportamiento sumiso y excesivamente complaciente, tratando de obtener de esta manera mendigante el amor y la aceptación que tanto echan en falta. Musaph (1976) considera como rasgo más sobresaliente del carácter de estos enfermos la actitud pasiva, la inseguridad y la excesiva vulnerabilidad a las fricciones del contacto social. Grace y Graham (1952) efectuaron una interesante formulación psicodinámica, que puede tener validez en algunos pacientes: La urticaria es el resultado final de intensa vasodilatación y aumento de la permeabilidad capilar, modificaciones similares a las que se obtienen golpeando la piel. El estrés, la ansiedad y los traumatismos psicológicos en general, son simbolizados por estos pacientes como si de traumas físicos se tratará, reaccionando con las modificaciones vasculares características.

Neurodermatitis

La neurodermatitis es una de las clásicas enfermedades psicosomáticas descritas por Alexander, y su nombre hace referencia al ya desechado concepto de una etiología neurológica. En su forma crónica se caracteriza por eritema, prurito y lesiones papulosas, con frecuente asociación de liquenificación y descamación. Entre sus distintas formas clínicas se incluyen el liquen simple, la dermatitis atópica, el eczema discoide, y la neurodermatitis polimórfica, en la que se asocian formas liquenificadas y exudativas. Factores emocionales, alérgicos, vasculares y neurohumorales se interaccionan de manera compleja, y es muy frecuente que su inicio o agravación venga precedido por importantes cambios en la organización de la vida o situaciones de estrés. La pérdida, real o simbólica, de una relación afectuosa parece uno de los precipitantes más frecuentes de la enfermedad, y Wittkower encontró en estos pacientes una estructura de personalidad muy similar a la de los que sufren de urticaria. La constante psicodinámica más profunda parece ser la continua necesidad de afecto, que frecuentemente se expresa en el deseo de ser tocados, acariciados, tomados de la mano, etc. Friedman (1978) ha sugerido que una alteración del ritmo sueño-vigilia, con excesiva inestabilidad neurovegetativa durante la fase REM del sueño, puede constituir una de las bases de alteración psicosomática subyacente a la neurodermatitis. Como corroboración de su hipótesis, Friedman ha obtenido resultados altamente positivos en el tratamiento de la neurodermatitis con sulfato de fenelfina, un inhibidor de la monoaminooxidasa que bloquea totalmente el sueño REM. Existe, sin embargo, la posibilidad de que los efectos terapéuticos sean independientes de la acción sobre el biorritmo. El fármaco empleado por Friedman es conocido por sus efectos antidepresivos, y la posibilidad de que un núcleo depresivo enmascarado facilite o perpetúe el establecimiento de una enfermedad somática debe ser siempre tenido en cuenta (Dorfman, 1978).

Hiperhidrosis

La excesiva sudoración por influencias emocionales depende de una especial excitabilidad neurovegetativa ante el estrés. La evaporación del sudor permite ceder calor al ambiente, sirviendo, así, como mecanismo regulador de la temperatura. Las glándulas sudoríparas se hallan reguladas por el centro térmico hipotalámico, a través de fibras eferentes simpáticas. Los incrementos de la actividad metabólica elevan la temperatura corporal, explicándose así la sudoración profusa que aparece en situaciones de estrés, agitación y estados hipermetabólicos, como por ejemplo el hipertiroidismo. En el caso de las enfermedades infecciosas, la fiebre facilita la actividad de los procesos defensivos, y de ahí que se produzca una inhibición refleja de la sudoración, para disminuir las pérdidas de calor. Independientemente de la sudoración refrigerante en los estados hipermetabólicos por estrés, existen en el hombre una sudoración emocional, que se manifiesta principalmente en la palma de las manos, planta de los pies y axilas, mientras que la térmica lo hace preferentemente en la frente, cuello, tronco, brazos y dorso de las manos. La presencia de sudor aumenta la conductibilidad eléctrica de la piel, y este es el fundamento de la objetivación de estados de ansiedad mediante la estimación de la resistencia galvánica epitelial. Las fibras simpáticas terminales en la glándula sudorípara utilizan acetil-colina como neurotransmisor, y la mayoría de las células acinosas de estas glándulas sólo cuentan con receptores colinérgicos, a excepción de las situadas en la palma de las manos, planta de los pies y axilas, que cuentan también con receptores alfa-adrenérgicos. La estimulación de estos receptores por las catecolaminas circulantes explica la llamada sudoración apócrina o emocional.

Sensibilización autoeritrocitaria

Esta extraña enfermedad se caracteriza por la aparición espontánea de lesiones equimóticas en la piel. Afecta sobre todo a mujeres, y es frecuente encontrar una historia de trauma físico anterior al inicio del proceso purpúrico. Las primeras hipótesis sobre la producción de este síndrome sugerían que, tras destrucción traumática, restos de hematíes habían adquirido propiedades antigénicas, desarrollándose anticuerpos contra los propios glóbulos rojos. Esta hipótesis, sin embargo, no ha podido ser sustanciada posteriormente. Las lesiones características pueden ser inducidas por hipnosis, por la rememoración de episodios ansiógenos, o por anticipación de peligros futuros. El mecanismo patogenético parece consistir en la liberación localizada de bradiquininas como reacción ante una fantasía traumática, originándose de ahí el fenómeno purpúrico.

Los pacientes muestran con frecuencia alteraciones inespecíficas de la personalidad, con predominio de rasgos histéricos y masoquistas (Wittkower, 1965). Típicamente, durante o inmediatamente después de una situación de estrés, un dolor brusco atrae la atención del paciente hacia cierta parte de su cuerpo; pronto aparece allí un pequeño bulto nodular, que progresivamente se vuelve eritematoso y finalmente muestra todas las características equimóticas. La duración media de las lesiones es de una semana, y su localización tiene, con frecuencia, un significado simbólico. La región corporal afectada guarda, en este caso, relación con el conflicto subyacente. Así, cuando el conflicto es de tipo sexual, los hematomas tienden a aparecer en la región genital o en los pechos; en los conflictos afectivos predomina la localización facial o cefálica, mientras que la localización en las manos parece más frecuente cuando el conflicto es de tipo práctico o profesional. La frecuente localización en codos y rodillas no parece tener un significado específico.

Tratamiento general de las enfermedades dermatológicas. Las alteraciones psicológicas que se presentan acompañando alteraciones dermatológicas pueden ser secundarias a las molestias e inhibiciones que estas últimas producen. No es infrecuente que la curación de una dermatosis desfigurante se acompañe de notable mejoría psicológica. Sin embargo, en ocasiones ocurre lo contrario, al quedar en evidencia deficiencias (por ejemplo, en las relaciones heterosexuales) que el paciente podía antes disculpar, atribuyéndolas a su enfermedad dermatológica. Cuando el inicio o exacerbación de las lesiones guarda relación con situaciones de estrés o con la reactivación de un conflicto psíquico, es aconsejable que un enfoque psicoterapéutico acompañe al tratamiento puramente dermatológico. Una positiva relación médico-enfermo facilita los procesos curativos, especialmente en el con frecuencia hipersensible enfermo dermatológico. Métodos generales, orientados a la reducción de las respuestas de estrés, como el entrenamiento autógeno, son de gran utilidad. El tratamiento psicofarmacológico debe buscar el alivio de cualquier trastorno psiquiátrico subyacente, recordando que, con cierta frecuencia, es posible encontrar estructuras psicóticas muy bien compensadas en estos enfermos. Un pronto tratamiento con neurolépticos puede impedir el desarrollo de una descompensación incipiente. En ocasiones, parece como si fuera preciso elegir entre un proceso dermatológico o uno de tipo psicótico. La sugestión en estado de hipnosis, o incluso en el estado vigil habitual, prueba ser de gran eficacia para la desaparición de lesiones concretas. Así, las verrugas vulgares, a pesar de tener un origen claramente viral, desaparecen fácilmente con este tipo de tratamiento, de la misma manera que diversas lesiones de causación comprobadamente alérgica.

TRASTORNOS DIGESTIVOS ASOCIADOS CON FACTORES MENTALES

Los diversos aspectos de la función digestiva han sido objeto de estudio psicoanalítico, y deben atribuirse a esta escuela los primeros esfuerzos para comprender la influencia de factores mentales en dicha función. Por su importancia, resumiremos brevemente los principales conceptos sobre el desarrollo psicosexual que nos atañen en este apartado.

La ingestión de alimentos y la eliminación de residuos son investidas desde el primer momento de un profundo significado psicológico. La sensación de hambre en el recién nacido, acompañada de molestar y llanto, se alivia al ser nutrido por la madre, dando paso a la saciedad y el sueño. Se establece así una importante pauta de relación interpersonal, estableciéndose así la importante asociación psicofisiológica entre las necesidades internas y su satisfacción por agentes externos. La actitud receptiva oral, psicológicamente normal en el niño pequeño, surge en este período no sólo con respecto a la alimentación, sino también con componentes emocionales y cognitivos. Si la integración madre-niño es adecuada durante esta etapa, el desarrollo psicológico procede con normalidad; si no, tanto sea por exceso o por defecto, puede producirse una fijación caracterológica, responsable del desarrollo de rasgos pasivo-dependientes en la edad adulta. Con los primeros dientes, aparece también la posibilidad de

253

rasgar, arrancar y herir, adquiriendo los aspectos receptivos de esta fase un tinte agresivo. La persistencia de las construcciones mentales propias de esta segunda etapa da lugar a rasgos pasivo-agresivos, tales como envidia y posesividad. La sensación de ser amado y protegido, y la frustración de esas necesidades, adquieren, a través de asociaciones psicofisiológicas, la posibilidad de una manifestación funcional en el tracto digestivo. Estos postulados psicoanalíticos han encontrado su más elegante demostración en los ya clásicos estudios de Engel, realizados en niños con fístula gástrica congénita. Mónica, la primera paciente estudiada por Engel desde este punto de vista, mostraba modificaciones en su secreción gástrica dependientes del estado de sus relaciones interpersonales. Concretamente, tanto la frustración, como la excitación placentera en el juego con una persona conocida, aumentaban la secreción de ácido clorhídrico, como si el estómago se preparara para la recepción de alimentos; por el contrario, cuando Mónica era atendida por personas a las que no le unía lazo afectivo, la secreción gástrica disminuía incluso por debajo de sus valores habituales. Esta segunda reacción permitió sentar las bases del concepto de la «respuesta de inhibición-retraimiento», que ya ha sido explicada en la sección dedicada al proceso psicosomático. A partir del primer año, la defecación pierde su carácter de reflejo automático, y se vuelve susceptible de control voluntario. La observación de niños de esta edad, muestra su frecuente placer en los procesos de eliminación, y su curiosidad hacia sus excrementos. Las exigencias de la vida social obligan a modificar esta actitud, y el niño debe, eventualmente, adquirir los hábitos higiénicos normales en su cultura. Como tantos otros aprendizajes de pautas sociales, el del control de las funciones de eliminación no tiene por qué ser traumático, y normalmente se desarrolla con facilidad. Pero si la actitud de la madre es excesivamente rígida, o excesivamente tolerante; o si su propia problemática neurótica le impide establecer pautas razonables de colaboración, la actividad intestinal puede convertirse en fuente de conflictos. No es extraño que la ambivalencia frente a la autoridad, con oscilaciones entre la rebeldía irrazonable y la sumisión exagerada, se asocien frecuentemente, tanto en el niño como en el adulto, con alteraciones psicofisiológicas intestinales. El llamado por los psicoanalistas «carácter anal», consistente en rasgos obsesivo-compulsivos, amor exagerado al orden, perfeccionismo y pedantería, encuentra su origen en un excesivo énfasis en esta fase del desarrollo.

Junto con el avance de las hipótesis psicoanalíticas, se ha logrado en tiempos recientes una comprensión cada vez mayor de los procesos neurohumorales que rigen el funcionamiento de tracto gastrointestinal. Los plexos de Meissner y Auerbach se distribuyen de manera irregular a lo largo de todo el tracto intestinal, regulando localmente el funcionamiento del mismo; la inervación neurovegetativa, simpática y parasimpática, ocupa un segundo nivel de control, procedente de ganglios regionales y de origen central. Según Wolf (1978), la integración jerárquica de los distintos mecanismos reguladores es inconstante, dependiente del grado de activación general del sistema nervioso. Los procesos digestivos normales son, probablemente, regulados de manera automática por los plexos intramurales. Las influencias neurovegetativas que completan el control funcional, estableciendo la coordinación entre los diversos segmentos del tubo digestivo, parecen ser también de origen local, procedentes de los ganglios simpáticos y niveles segmentarios medulares. En situación de estrés, o ante estímulos con significado emocional, la actividad nerviosa central se impone sobre los controles locales, distorsionando los procesos automáticos habituales. Las conexiones límbicas e hipotalámicas, así como las variaciones en las pautas neuroendocrinas de secreción, inhiben y alteran el funcionamiento normal del aparato digestivo. La interacción entre el control central y el local da lugar a situaciones neurofisiológicas paradójicas, que no pueden ser explicadas por los simples y antiguos conceptos de alternancia e inhibición mutua de las descargas simpáticas y parasimpáticas. Por ejemplo, los cambios motores y secretores que acompañan a la náusea requieren inhibición y estimulación simultánea de la actividad colinérgica, a través de diferentes vías nerviosas. Complicando aún más la situación, Burnstock (1977) ha descrito un tercer componente del sistema nervioso

neurovegetativo, el sistema purinérgico, que emplea tri-
fosfato de adenosina como neurotransmisor. La función exacta de este tercer sistema no está aún bien
determinada, pero ya se ha comprobado sobradamen-
te su influencia tanto en los elementos vasculares como
musculares del tracto digestivo.

En la *clasificación* de los trastornos del aparato digestivo relacionados con factores mentales, Engel distingue tres grandes posibilidades:

1. Trastornos psicógenos, que son expresión directa
   de alteraciones mentales en las que intervienen, de
   alguna manera, las representaciones intrapsíquicas
   del aparato digestivo y sus funciones. En estos
   casos, las reacciones del tracto gastrointestinal son
   intrínsecamente normales, pero parecen alteradas
   por responder a estímulos psicológicos anormales.
   La náusea ante la ingestión de un irritante gástrico
   es normal; la aparición de vómitos tras una idea o
   experiencia desagradable indica ya un uso psicológico del aparato digestivo, y, si esta reacción se per-
   petúa y el pensamiento repugnante permanece
   fijo, tenemos ya las bases para una disfunción psi-
   cógena. Dentro de este grupo se incluyen también
   las conductas patológicas en las que el aparato
   digestivo es utilizado de manera inadecuada. Este
   comportamiento puede tener explicación en base
   a ciertas necesidades psicológicas del enfermo
   (por ejemplo, demostrar la propia independencia
   negándose a ingerir alimentos) o puede ser la

expresión lógica de ideas psicóticas. En este grupo pueden incluirse la anorexia, la bulimia, la náusea y el vómito, la disfagia, el dolor abdominal, la aerofagia, el estreñimiento y la diarrea, el prurito anal, la pica y «modas» alimenticias, las encopresis, el uso compulsivo de laxantes y enemas, y otros hábitos patológicamente anormales.

2. Alteraciones de la función gastrointestinal secundaria a los concomitantes fisiológicos de los afectos. Estas alteraciones pueden depender de variaciones en la sintonía neurovegetativa, o de alteraciones de tipo humoral, generalmente neuroendocrinas. Junto a las disfunciones generalizadas, debemos considerar en este grupo las reacciones locales de defensa, generalmente secundarias a un proceso de aprendizaje vegetativo.

3. Trastornos psicofisiológicos. En este grupo existe ya lesión anatómica, resultado final de un proceso en el que han intervenido factores psicológicos y biológicos, generalmente desencadenado y exacerbado por circunstancias estresantes ambientales. Enfermedades características de este grupo son la úlcera duodenal, la colitis ulcerosa y el colon irritable.

Los límites entre los diversos apartados de esta clasificación son imprecisos. Es posible, por ejemplo, que trastornos psicofisiológicos establecidos, propios del tercer apartado, hallan sido previamente concomitantes fisiológicos de procesos emocionales alterados. Por otra parte, algunos síntomas pueden clasificarse en varios apartados. Así, por ejemplo, la anorexia puede ser un trastorno psicógeno, expresión de ideas delirantes, o un concomitante fisiológico de un afecto depresivo; un síndrome diarréico puede, a su vez, ser origen de una hipermotilidad intestinal concomitante de la angustia o a una manifestación funcional del colon espástico. Hechas estas salvedades, pasamos a considerar individualmente los distintos trastornos del aparato digestivo asociados con factores mentales.

Anorexia

La pérdida severa de apetito es un síntoma importante en muchas enfermedades del aparato digestivo, y una de las manifestaciones patológicas más frecuentemente asociada con factores mentales. Más que como mera ausencia de apetito, puede ser descrita de manera compleja, como repugnancia por los alimentos o desagrado por tener que comer. Puede ser global, o estar dirigida sólo contra determinados alimentos, tales como carne, leche, etc. Puede ser secundaria a intensas sensaciones de angustia, y presentarse solamente en ciertos lugares o con ciertas personas, recuperándose el apetito cuando el paciente está solo o rodeado de una atmósfera que le tranquiliza. En ocasiones, algunos pacientes experimentan intenso apetito, que desaparece tan pronto como llega la hora de la comida o perciben el olor o el aspecto de los alimentos. La anorexia persistente es también un concomitante frecuente de la depresión, en cuyo caso se suele acompañar de otros síntomas característicos. En ciertos estados psicóticos, una anorexia aparente puede encubrir ideas delirantes paranoides, con temor a ser envenenado, etc.

Anorexia nervosa. En este trastorno, que se denomina anorexia primaria, para distinguirla de las anorexias secundarias a otros procesos mencionadas en el párrafo anterior, lo que en realidad se persigue es el mantenimiento de un peso corporal excesivamente bajo. Próximo a este estado es, probablemente, el deseo que aparece transitoriamente en algunos adolescentes por llevar una vida «ascética», así como la entrega a dietas adelgazantes exageradas. La pérdida de peso de la *anorexia nervosa* puede llegar a ser dramática, poniendo en peligro la vida del paciente. Su tolerancia de la sintomatología es sorprendente, hasta el punto de que raramente acuden a tratamiento por sí mismas, siendo en cambio sus preocupados familiares los que les obligan a atender la consulta. La prevalencia actual es difícil de calcular, pero parece seguir un rápido aumento con respecto a décadas anteriores. Afecta predominantemente a mujeres jóvenes (aunque no exclusivamente) y se caracteriza clínicamente por los siguientes signos físicos:

- Exagerada pérdida de peso
- Amenorrea
- Estreñimiento persistente.

– Hipotensión.
– Extremidades frías y azuladas.
– Metabolismo basal inferior a lo normal.
– Piel seca y frágil.
– Aparición de lanugo en la espalda y cara externa de las extremidades.

Todos estos síntomas y signos están relacionados con la deprivación de principios vitales, excepto la *hiperactividad* que, teniendo en cuenta la emaciación del enfermo, adquiere un carácter paradójico (Kron, 1978). La amenorrea puede pensarse como secundaria al hipogonadismo, tributario a su vez de la hipoproteinemia alimenticia; en realidad, este síntoma empieza con frecuencia antes de que la pérdida de peso sea exagerada, y su patogenia hipotalámica es, probablemente, independiente de la pérdida de peso.

Hilde Bruch, en su excelente monografía sobre los trastornos de la alimentación, distingue tres rasgos psicológicos característicos de la *anorexia nervosa:*

1. Empeño obstinado en mantenerse delgado, con trastornos de la imagen corporal de proporciones delirantes.

2. Déficit en la percepción exacta de sensaciones corporales, principalmente evidente como falta de hambre a pesar de la dieta, ausencia de fatiga, a pesar de hiperactividad, e ignorancia de los deseos e inclinaciones sexuales.

3. Doloroso sentimiento generalizado de ineficacia. El paciente se vive como actuando siempre en

respuesta a las exigencias de otras personas, y no siendo nunca capaz de hacer lo que quiere por sí mismo. Esta característica no es tan claramente perceptible como las otras dos, requiere un breve período de psicoterapia para hacerse patente, y está enmascarada por su negativismo y obstinado desafío. El comienzo de la enfermedad suele estar precedido por situaciones de estrés emocional, o por cambios importantes, que ponen en peligro la persistencia de las pautas infantiles de relación con los padres. La personalidad de estos pacientes muestra una combinación de rasgos histéricos y obsesivos, con elevada inteligencia, y deseos aparentes de autonomía, tras los cuales se esconde una profunda necesidad de dependencia. La *infancia* es, típicamente, descrita como normal, con excelente comportamiento y pocas dificultades. Característicamente, la etapa oposicionística de la primera infancia ha estado ausente, siendo estos pacientes ejemplos exagerados de integración acomodaticia. No infrecuentemente, ha habido períodos de obesidad en la infancia, debiendo sufrir las burlas de sus compañeros en la escuela. No está claro si estas burlas, referidas por numerosos pacientes, constituyen un antecedente traumático predisponente, o si son retrospectivamente exageradas para justificar la actual determinación en la delgadez. En todo caso, el desarrollo de los hábitos anoréxicos empieza con frecuencia en la adolescencia, y puede persistir durante mucho tiempo, antes de que la pérdida de peso sea verdaderamente anormal. Las familias de estos pacientes suelen mostrar gran interés por ellos, proporcionando excelentes cuidados a los niños, con esfuerzos por conseguir para ellos muchas ventajas y privilegios. La madre es, típicamente, muy concienzuda y sacrificada en el ejercicio de sus deberes maternos, mientras que los padres tienden a ser narcisistas, con hipervaloración del éxito y de las apariencias externas, y excesiva preocupación con la belleza y la buena forma física. Frecuentemente, niegan la posibilidad de toda dificultad en el trato familiar, insistiendo en la pérdida de peso y el rechazo de la comida como único problema. Sin embargo, las interacciones familiares están plagadas de hábitos neuróticos (Minuchin, 1975), y en última instancia, la anorexia puede representar un intento desesperado del paciente por lograr el control y dominio de la familia. Durante mucho tiempo antes de que se desarrollen los síntomas, es manifiesta una actitud general de imponer en el niño las necesidades que los padres le atribuyen, sin prestar atención a lo que pueden ser sus auténticas necesidades y deseos. Esta actitud impide el desarrollo de la *experiencia de eficacia*, esto es, la secuencia regular de necesidad o desasosiego, señalamiento del mismo a los padres, respuesta apropiada de éstos, y satisfacción final. La ausencia de esta interacción recíproca, iniciada por el niño, impide que éste desarrolle un conocimiento discriminativo de sus propias necesidades, y un control equilibrado sobre sus impulsos. La alteración de la imagen corporal puede acompañarse de la sensación de falta de dominio sobre su propio cuerpo y sus funciones, sin conciencia clara de estar viviendo su propia vida, llegando finalmente a la convicción de que todos sus esfuerzos son ineficaces. La negativa a comer puede ser un mecanismo rígido de control sobre el propio cuerpo, para establecer así un dominio de autoridad, excluyente de la de los padres, logrando así establecer la propia identidad e independencia.

Tratamiento. En una primera etapa, lo importante es recuperar el peso perdido hasta el punto en que desaparezca el riesgo de muerte por inanición. Separación de la familia e internamiento en el hospital es necesario en este período. El personal de enfermería desempeña el papel más importante, puesto que son ellas las que han de estar en contacto continuo con el paciente y adoptar una actitud comprensiva pero firme, que contraste con la actitud patógena de los padres, que todo lo consienten, pero no comprenden nada. Los pacientes deben estar acompañados durante las horas de la comida, puesto que están dispuestos a adoptar múltiples subterfugios para evitar la ingestión de alimento. Si el paciente vomita, la comida debe ser repetida hasta que la retenga, todo ello sin mostrar cólera ni desánimo ante los repetidos fracasos. Durante el período de engorde, resulta de gran utilidad el reposo absoluto en cama y la administración de clorpromazina, en una dosis media de 200 a 800 miligramos diarios. La terapia de tipo conductista resulta muy útil durante este primer período (Stunkard, 1974), aunque Bruch insiste en los posibles efectos nocivos que este método puede tener para la recuperación a largo plazo del enfermo. La psicoterapia prolongada, en la que intenten identificarse y corregirse los rasgos psicológicos descritos por Bruch, parece el método más eficaz a largo plazo. Minuchin sugiere la terapia familiar, que no es siempre eficaz, pero cuyos resultados pueden ser dramáticos.

Emesis

El vómito histérico puede no guardar relación con la comida, pudiendo ser relativamente poco productivo, con predominio de arcadas. Puede ocurrir a la simple vista de la comida, o tan pronto como el alimento entra en la boca o toca la faringe posterior. En estos casos, el alimento es típicamente introducido en la boca en pequeños pedazos, mantenido en ella durante largo tiempo, evocándose finalmente la arcada al intentar tragarlo. La respuesta emética, reacción defensiva local para eliminar agentes nocivos e irritantes, puede ser provocada por un estímulo simbólico. La simbolización puede tener lugar por mecanismos de aprendizaje, como por ejemplo, cuando, tras haber ingerido un determinado alimento contaminado, la reacción nauseosa se presenta, tiempo después, cada vez que son presentados alimentos del mismo tipo. La misma asociación puede ocurrir con personas, lugares, e incluso tópicos de conversación. El estímulo simbólico viene así a evocar, de manera inapropiada, la misma respuesta que en su día produjo el estímulo real.

Por otra parte, la emesis puede representar una forma simbólica de rechazar algún pensamiento o circunstancia impuesto sobre el paciente. A diferencia del caso anterior, lo simbólico es aquí la respuesta, expresando de forma gráfica que el paciente «no puede pasar esta idea» o «no puede tragar a esta persona».

La hiperemesis matutina suele representar, tanto en el hombre como en la mujer, temores de embarazo y rechazo de deseos sexuales de tipo oral.

Disfagia

Tanto la idea como el acto de tragar es desagradable y difícil. La impresión de no poder tragar, de que la comida se atasca en la garganta, está con frecuencia asociada al fenómeno del «globo histérico», reacción de conversión caracterizada por sensación de nudo en el esófago, que se presenta en situaciones de tensión emocional en individuos predispuestos. La disfagia se asocia frecuentemente con la emesis, especialmente con la emesis histérica, constituyendo una respuesta simbólica de tipo similar. No todos los alimentos evocan similar reacción disfágica, y a veces se encuentra la paradoja de que los alimentos sólidos pueden ser ingeridos casi sin dificultad, mientras que la disfagia es más intensa para líquidos, sobre todo de contextura pastosa. Aparte de su etiología histérica, la disfagia puede estar relacionada con experiencias intensas de angustia, constituyendo un concomitante fisiológico de la misma.

Distensión abdominal y aerofagia

La distensión abdominal asociada con factores mentales puede presentarse en tres maneras características. En primer lugar, están los pacientes que se quejan de distensión abdominal sin que pueda objetivarse tal sensación en el examen físico. Esta falsa percepción se acompaña frecuentemente de otras sensaciones abdominales desagradables, que a veces son interpretadas por el paciente como manifestaciones cancerosas. Esta presentación es más frecuente en sujetos histéricos o hipocondríacos, y no es raro encontrar fantasías de embarazo.

En la distensión abdominal no gaseosa es posible observar un aparente aumento de volumen del abdomen, que, sin embargo, no es timpánico a la percusión. Estos pacientes, generalmente mujeres con importantes rasgos histéricos y fuertes deseos de embarazo, adquieren este aspecto mediante exageración de la lordosis lumbar y relajación de la musculatura abdominal. La distensión muscular del abdomen aparece y desaparece rápidamente, estando típicamente ausente durante el sueño. La pseudocyesis, o falso embarazo, constituye un grado exagerado de este síndrome, llevando al paciente, a sus familiares, y a veces hasta el personal sanitario, a estar convencidos de que se trata de un auténtico embarazo.

El tercer mecanismo de distensión abdominal es la *aerofagia* o ingestión de aire. Se trata de un acompañante frecuente de la angustia, y parece ocurrir cuando son inhibidos fuertes deseos de expresar verbalmente ciertos sentimientos. La retención de pequeñas cantidades de aire en el esófago es un mecanismo normal de asegurar la fonación durante la inspiración. Cuando la expresión verbal es inhibida, pero el paciente siente fuertes deseos de hablar, puede producirse la retención normal de aire en el esófago, que es tragado al no producirse la fonación. La observación atenta de estos pacientes, cuando se hallan en silencio, permite constatar su tendencia a tragar en vacío. La explicación del proceso permite con frecuencia integrar en la consciencia este hábito inconsciente, que puede ser así superado.

Úlcera péptica

Tanto la úlcera duodenal como la úlcera gástrica son úlceras pépticas, puesto que ambas representan procesos de autodigestión por el propio jugo gástrico. En la úlcera duodenal hay hipersecreción tanto de ácido clorhídrico como de pepsina. En la úlcera gástrica, en cambio, la hipersecreción o es esporádica o no existe, y las lesiones se producen por deficiencia de los mecanismos de protección de la mucosa gástrica, o por isquemia de la misma. Las úlceras que aparecen durante períodos muy intensos de estrés agudo, como la úlcera de Curling de los quemados, o las úlceras experimentales en animales estresados, son, típicamente, úlceras gástricas. La úlcera duodenal, por el contrario, requiere para su desarrollo un estrés psíquico prolongado, actuando sobre individuos con ciertas peculiaridades psicológicas y especial predisposición somática. Mirsky, ya en 1958, demostró que las personas con altos niveles plasmáticos de pepsinógeno (variable que indica elevado potencial de secreción gástrica) constituyen un grupo particularmente predispuesto a la úlcera duodenal. Esta tendencia puede demostrarse en niños recién nacidos, siendo uno de los factores biológicos en la génesis de la úlcera duodenal. La hipersecreción parece ser genéticamente hereditaria, ya que hay una elevada concordancia para úlcera entre gemelos monocigóticos, y los parientes de enfermos ulcerosos, aún sin desarrollar la enfermedad, presentan pautas exageradas de secreción gástrica. Los niños con estas características presentan probablemente mayores necesidades orales, siendo por lo tanto más exigentes de sus madres, y corriendo mayores posibilidades de frustración que los niños normo o hiposecretores. Si la capacidad de la madre para gratificar las necesidades orales del niño es también elevada, el niño puede lograr la satisfacción en esta fase, y proceder con un normal desarrollo psicológico y fisiológico. Pero si esta capacidad de la madre es inferior a las necesidades del niño, éste queda sujeto de manera repetitiva y crónica a períodos de tensión oral, desarrollando finalmente alteraciones del tipo considerado en la introducción a esta sección de trastornos digestivos relacionados con factores mentales. Incluso con una madre totalmente normal y capaz, las necesidades orales congénitas del niño pueden ser tan elevadas que la satisfacción sea imposible, desarrollándose como resultado final los rasgos caracterológicos típicos de la fijación oral. Alexander (1950) definió estos rasgos psicodinámicos básicos, consistentes en la necesidad de ser cuidado y depender de los demás, junto con una falta de confianza en que su medio ambiente pueda satisfacer esos deseos. Este núcleo básico puede organizarse de diversas maneras, y expresarse superficialmente en tres orientaciones fundamentales:

1) *Personalidad pseudoindependiente*. La necesidad de dependencia es negada, y se presenta la fachada opuesta. Son agresivos, controladores y excesivamente activos, con rasgos hipermasculinos y continuo esfuerzo por triunfar, tanto en los

negocios como en su profesión. Típicamente, niegan y ridiculizan las necesidades de descanso, relajación, etc., desprecian aquellos que parecen débiles y dependientes, e intentan continuamente dominar a los demás. Su conducta controladora expresa, por un lado, su hostilidad por haber sido frustrados, y por otro les permite asegurarse de que sus exigencias serán satisfechas. En las relaciones interpersonales fijas, por ejemplo, en el matrimonio, no es raro que la otra persona pase por dependiente e inhibida, cuando en realidad se esfuerza por satisfacer masoquísticamente las necesidades de dependencia del paciente.

2) *Personalidad pasivo-dependiente.* La necesidad de dependencia es consciente y expresada abiertamente. Se trata de personas complacientes, pasivas, deseosas de agradar a los demás; frecuentemente presentan rasgos femeninos. Su necesidad de dependencia puede expresarse mediante exigencias concretas, con notable manifestación de agresividad si se ven frustrados. En sus relaciones sociales y profesionales tratan de buscar figuras protectoras y maternales.

3) *Personalidad inmadura.* Se trata de individuos dispuestos a todo para conseguir lo que quieren en el momento en que lo quieren. Sus necesidades de dependencia se expresan de manera abierta, exigente y hostil. Son irresponsables, tienen

poco interés en triunfar, y desarrollan con facilidad adiciones a diversas drogas y tóxicos. Se comportan como parásitos en sus relaciones sociales, y, a diferencia de los dos tipos de personalidad anteriores, raramente consiguen destacar o triunfar en su actividad.

Estrés y úlcera. La combinación de hipersecreción gástrica y rasgos dependientes de personalidad, predispone a la eclosión de la úlcera, cuando se presentan las apropiadas influencias estresantes. El estrés psicosocial precipitante puede ser de naturaleza muy variada, pero el significado último que adquiere para el paciente es el de frustrar sus necesidades dependientes. La deprivación puede ser real o simbólica. Con frecuencia, tiene lugar un mecanismo de aprendizaje, y no son raras las crisis ulcerosas periódicas, coincidiendo con aniversarios de una frustración pasada. La elevada incidencia de úlcera duodenal en nuestra sociedad occidental puede guardar relación, según Groen (1976) con la tendencia cultural a despreciar las necesidades de pasividad y dependencia, y con la emancipación de la mujer, cuyas funciones protectoras y maternales han sido reducidas a la mínima expresión. En los primeros momentos de frustración, los enfermos intentan por todos los medios recuperar la protección perdida, generalmente exagerando sus rasgos característicos de personalidad, que hemos visto poco más arriba. Cuando todo falla, y los propios esfuerzos parecen ineficaces para obtener la gratificación deseada, el proceso ulceroso se inicia. En ratas sometidas a estímulos estresantes, la aparición de úlceras es mínima cuando la rata puede parar o prevenir el estímulo mediante una conducta apropiada; cuando esto no es así, esto es, cuando sus esfuerzos son ineficaces, extensas úlceras se desarrollan rápidamente (Weiss, 1972).

Desde el punto de vista psicofisiológico, no está claro por qué el estrés inevitable se acompaña de hipersecreción y ulceración de la mucosa duodenal. Mecanismos simpáticos son responsables de la vasoconstricción mucosa que facilita la ulceración gástrica por estrés, pero este factor parece mínimo en la úlcera duodenal. Los investigadores psicoanalíticos han tratado de encontrar un significado profundo a esta correlación de necesidad oral-frustración-hipersecreción-úlcera. Así, Garman, en 1958, propuso que en ciertos individuos dependientes la imagen de la madre internalizada, por su asociación con procesos de satisfacción oral, es localizada psicofisiológicamente en el estómago. La experiencia de frustración hace que este objeto se convierta en malo y persecutorio, que debe ser destruido y expulsado. De ahí, la hipersecreción gástrica y la hipermotilidad antiperistáltica, que tan frecuentemente se observa en sujetos ulcerosos durante el estrés.

Tratamiento. Los tratamientos médicos y quirúrgicos de la úlcera duodenal necesitan, con frecuencia, ser suplementados por el apropiado tratamiento psicoterapéutico. Los resultados obtenidos por métodos quirúrgicos guardan marcada relación con rasgos psicológicos preoperatorios. Excesiva ansiedad y depresión, junto con pobreza en relaciones interpersonales, guardan una correlación significativa con pobres resultados quirúrgicos (Conron, 1976).

El objeto inmediato del tratamiento psicoterapéutico es ayudar al paciente a encontrar métodos aceptables y posibles de satisfacer sus necesidades de dependencia. El paciente pseudoindependiente debe ser guiado hacia actividades que no sobrepasen sus posibilidades de control. Para estos pacientes, la inactividad o el descanso pueden ser más traumáticos y estresantes que una actividad moderada, con responsabilidades llevaderas. El paciente pasivo-dependiente, por el contrario, debe recibir particular atención y gratificación de su pasividad, aunque es preciso tener en cuenta que las necesidades de algunos de estos pacientes son insaciables. El paciente inmaduro puede mejorar con una sabia combinación de apoyo y límites clara y estrictamente fijados para su comportamiento abusivo. A largo plazo, el objeto de la psicoterapia es permitir al paciente la superación de sus necesidades exageradas de dependencia.

Colitis ulcerosa

La colitis ulcerosa es una enfermedad inflamatoria crónica que afecta principalmente la mucosa y la submucosa del intestino grueso. La enfermedad parece de origen autoinmune, y la frecuente ocurrencia familiar sugiere la existencia de factores genéticos predisponentes. Puede iniciarse a cualquier edad, y su curso puede ser crónico, aunque más característicamente está jalonado por remisiones y relapsos agudos. Existe una clara relación entre el estrés psicológico y el inicio o exacerbación del proceso inflamatorio, cuya manifestación más dramática es la diarrea hemorrágica. Por otra parte, hay también una relación clara entre un satisfactorio apoyo psicológico y remisión de la enfermedad. Sifneos (1964) ilustra de manera brillante estas relaciones, observadas también por muchos otros autores.

Personalidad. La mayoría de los pacientes con esta enfermedad presentan marcados rasgos obsesivos, con tendencia a ser ordenados, limpios, puntuales, concienzudos obstinados, indecisos y conformistas. Su afectividad suele estar reprimida, con tendencia a la excesiva intelectualización, ausencia de sentido del humor, y rígidas actitudes moralísticas. Contrariamente a la norma general, algunos pacientes son petulantes, exigentes y provocativos, y otros muestran rasgos paranoides o esquizoides. Es frecuente encontrar entre ellos una notable hipersensibilidad a toda actitud de los demás que implique rechazo, sintiéndose fácilmente heridos, y dedicando considerable esfuerzo a evitar desaires. Con este fin, algunos pacientes despliegan exagerada sumisión y actitud conciliadora, siendo conformistas y deseosos de complacer a los demás. Otros, por el contrario, tratan de mantenerse despegados y altaneros, negando el impacto que la actitud de otras personas pueden tener en ellos. Las relaciones infantiles con la *madre* parecen haber sido de carácter simbiótico, desarrollándose entonces su exquisita sensibilidad al comportamiento de los demás. Las madres de estos pacientes son frecuentemente descritas como dominantes y controladoras. En general, se trata de mujeres frías, depresivas, sin gran entusiasmo por la vida, que en ocasiones son exageradamente perfeccionistas y exigentes, continuamente insatisfechas con sus éxitos y los de sus hijos. El *padre* es típicamente visto como cariñoso y protector por las enfermas, y como brutal y punitivo por los enfermos, pero ambos sexos suelen estar de acuerdo en que se trataba de una figura pasiva, ineficaz, y dominada por la madre. La interacción familiar se caracteriza, con frecuencia, por exigencias excesivas a plegarse a la cultura familiar, inhibiéndose al mismo tiempo toda expresión de disconformidad o todo intento de innovación. Estos rasgos son comunes a lo que se ha descrito como pseudomutualidad en las familias de los esquizofrénicos.

Engel (1975) ha consignado la interesante observación de que, cuando en situación de estrés o deprivación afectiva, el paciente se vuelve agresivo y exigente, la tendencia a exacerbación de la colitis y hemorragia disminuye, notándose en cambio una mayor frecuencia de cefaleas.

Tratamiento. La extrema sensibilidad de estos pacientes, y su necesidad de una relación estable y protectora, debe ser tenida en cuenta, sea cual sea el método terapéutico que se aplique. El médico se convierte en una figura sumamente importante, y mientras que el establecimiento de una buena relación médico-enfermo puede contribuir a la remisión, la interrupción de la relación puede llevar fácilmente al relapso. Un genuino interés por el paciente, junto con una actitud que inspire confianza y asegure fácil accesibilidad, resulta de mayor valor terapéutico que largas declaraciones verbales. Como el esquizofrénico, el colítico capta los sentimientos reales de su interlocutor con extrema facilidad, y ello puede ser una sobrecarga intolerable para un médico que sienta cierta ambivalencia hacia estos pacientes. Si se plantea una consulta psiquiátrica, debe hacerse de manera que el paciente no lo perciba como un rechazo, manteniéndose el contacto con el médico tratante de tal manera que la psicoterapia pueda verse como una medida terapéutica más, y no como un desentendimiento del médico principal. Los pacientes activos e independientes son los que tienen más probabilidades de beneficiarse de las psicoterapias de orientación psicoanalítica. Este mismo enfoque puede ser peligroso para pacientes más dependientes, que todavía conservan sus lazos o actitudes simbióticas. La psicoterapia de apoyo y la psicoterapia autógena son métodos de gran utilidad, particularmente en este último caso.

Colon irritable

Aunque se considera como un síndrome típicamente funcional, existe evidencia de que el colon de estos pacientes reacciona exageradamente a la estimulación parasimpática, probablemente por una inervación anormal o por exagerada actividad de los receptores colinérgicos. En algunos casos puede demostrarse deficiencia de lactasa, con excesiva irritación química de la mucosa cólica.

Clínicamente, se caracteriza por alternancia irregular de diarrea y estreñimiento, con dolor abdominal, espasmos, flatulencia y, ocasionalmente, diarreas mucosas. Algunos pacientes manifiestan como único síntoma la tendencia a espasmos y dolor abdominal, sin alteraciones de los procesos de evacuación, o, si acaso, con tendencia al estreñimiento. En algunos casos de dolor cólico abdominal, sin hallazgos gastroenterológicos, ha podido demostrarse una etiología epiléptica, con excelente respuesta a la medicación anticonvulsiva (Peppercorn, 1978). Ligeras alteraciones de la consciencia suelen asociarse, en estos casos, a las crisis agudas de dolor abdominal. Los pacientes con rasgos obsesivos parecen más predispuestos a la forma dolorosa sin diarrea, mientras que aquellos en los que predomina las manifestaciones diarréicas muestran mayores evidencias de angustia y rasgos fóbicos de personalidad. En ambos tipos se ha podido demostrar una importante tendencia a la depresión (Heefner, 1978), siendo entonces de utilidad terapéutica el tratamiento antidepresivo con tricíclicos. Las terapias de relajación y la terapia de conducta ofrecen también importante alivio en este síndrome (Harrell, 1978), así como la psicoterapia autógena.

ASPECTOS PSICOFISIOLÓGICOS DEL CÁNCER

Pretender que influencias psicológicas pueden jugar un papel en el proceso neoplásico puede parecer a primera vista desvariado, sobre todo teniendo en cuenta que no podemos medir, ni siquiera demostrar, la naturaleza de esas «influencias psíquicas», y es difícil imaginar cómo pueden actuar en las propiedades biofísicas de las células. Sin embargo, desde un punto de vista más amplio, podemos observar cómo cada célula está en interacción continua con otras, y todas ellas inmersas en lo que Claude Bernard denominó el «medio interno» del organismo. Para mantener una relación provechosa con el ambiente, preservando al mismo tiempo la homeostasis del medio interno, el organismo necesita un conjunto de mecanismos reguladores neurofisiológicos, endocrinos, psicológicos e inmunológicos, todos ellos interconectados y al servicio de las necesidades psicológicas y biológicas. Aunque el funcionamiento general de los mecanismos reguladores es determinado genéticamente, una parte importante de sus características son desarrolladas activamente a lo largo de la vida,

279

a través de un proceso de aprendizaje. El hombre, en relación con su medio ambiente, aprende, esto es, almacena memorias de sus experiencias y de sus reacciones a esas experiencias. Diversos tipos de células son capaces de aprender, por ejemplo los linfocitos. Sin embargo, las neuronas son las células particularmente especializadas para esta tarea, y es sobre todo gracias al sistema nervioso que los efectos del aprendizaje pueden ser comunicados al resto del organismo. En respuesta a la información procedente del ambiente, las neuronas modifican sus propiedades electrofisiológicas, bioquímicas, e, incluso, anatómicas. La influencia del aprendizaje sobre los mecanismos reguladores, hasta el punto de sobrepasar y modificar las instrucciones genéticas determinadoras de la respuesta normal, puede ser ejemplificada por dos experimentos ya clásicos:

1. Miller (1969) condicionó a una serie de conejos a producir respuestas vasomotoras a estímulos indiferentes, mostrando que el sistema nervioso autonómico no solamente es capaz de aprender, sino que incluso puede producir una respuesta no adaptativa como consecuencia de tal aprendizaje.

2. Ader (1975), asociando un estímulo inmunosupresor (ciclofosfamida) con un estímulo indiferente (agua edulcorada con sacarina), «enseñó» a un grupo de ratas a responder con inmunosupresión ante la administración oral de la solución sacarinada, incapaz biológicamente de inducir tal respuesta por sí misma.

Estos dos ejemplos son particularmente dramáticos por cuanto la respuesta aprendida no es necesaria para el mantenimiento del medio interno, y puede incluso ser deletérea. En líneas generales, suponemos que el aprendizaje está siempre al servicio de la homeostasis, pero es muy probable que algunas respuestas aprendidas no lo sean. La célula cancerosa es una célula rebelde que no obedece a las reglas de los mecanismos fisiológicos de crecimiento. Aunque esta anormalidad puede estar determinada genéticamente, podemos pensar, al menos en algunos casos, que un desequilibrio persistente del medio interno produce una situación en la que los mecanismos de crecimiento de la célula no responden a los controles anormales, siguiéndose un comportamiento desordenado e invasivo. La célula sería «un rebelde con causa», reaccionando a un medio interno que ya no es aquel para el cual ha sido genéticamente programada. Factores físicos del medio ambiente son, en gran parte, la causa de esta distorsión del medio interno, pero ciertas pautas peculiares de la reacción general del organismo ante el estrés y ciertos fenómenos de aprendizaje pueden también tener su influencia en la distorsión de la homeostasis.

Por otra parte, hemos de considerar que, probablemente, un cierto número de células aberrantes, potencialmente cancerosas, son producidas continuamente, y que son continuamente eliminadas por mecanismos morfoestáticos (Burnet, 1970). Como hemos visto anteriormente, gran número de factores sociales y psicológicos son capaces de influir y obstruir los delicados mecanismos de regulación y de defensa del organismo, proporcionando así otra oportunidad para la emergencia de neoplasias. Aparte de todo este razonamiento teórico introductorio, existen observaciones clínicas y estudios epidemiológicos que parecen apoyar la noción de que ciertos factores psicosociales pueden estar asociados con el cáncer.

Desde Galeno, que consideró la melancolía como un factor predisponente al cáncer, numerosos clínicos han hecho observaciones similares. Los estudios modernos pueden ser clasificados en dos grupos: Aquellos que consideran la relación entre rasgos específicos de personalidad y cáncer y aquellos que insisten en la importancia de ciertos factores estresantes.

A) Estudios de personalidad

La acción de los estímulos ambientales, particularmente de aquellos de naturaleza sociocultural e interpersonal, es diferente para cada persona, debido a factores constitucionales, educativos, y psicológicos. Entre estos últimos ocupan un lugar importante los llamados mecanismos inconscientes de defensa, que pueden ser definidos de manera muy general como las maniobras psicológicas automáticas destinadas a eliminar o paliar las sensaciones desagradables inducidas por ciertas experiencias traumáticas. Bahnson (1969) emitió la interesante hipóte-

sis de que en enfermos cancerosos las defensas psicológicas son extraordinariamente rígidas, con preponderancia de mecanismos de represión y negación. Diversos
estudios psicométricos, como el de Achté (1970), parecen corroborar esta hipótesis, aunque no está claro si la
rigidez emocional y la preferencia por mecanismos de
represión y negación de los afectos son previos a la
enfermedad o si se desarrollan como reacción ante el
diagnóstico y el temor a la muerte. Kissen (1966), estudiando más de 300 pacientes con carcinoma de pulmón,
no conocedores de su diagnóstico, encontró en ellos rasgos mínimos de neuroticismo, por debajo de valores normales. Aunque estos resultados parecen contradecir otras
hipótesis sobre anormalidades psicológicas en enfermos
cancerosos, podemos también interpretarlos como un
resultado de la especial estructura defensiva descrita por
Bahnson. En efecto, las defensas de represión y negación, sino son demasiado exageradas, y si la rigidez de
carácter que les acompaña no es excesiva, pueden dar la
impresión de «supernormalidad», ya que no permiten la
aparición de las fluctuaciones normales del afecto y el
comportamiento. Una crítica fácil a todos estos estudios
es que tanto la represión como la negación son reacciones frecuentes en individuos gravemente enfermos o que
se preparan ante la muerte (Kübler-Ross). Incluso en los
estudios en los que el paciente no conocía su diagnóstico, se puede suponer que tenía, al menos, una sospecha
del mismo, y estar reaccionando ante él. Sin embargo,
Thomas (1972), en un estudio prospectivo de 1967 estu-

diantes de Medicina, halló que aquellos que desarrollaron cáncer habían demostrado, muchos años antes, menos manifestaciones de depresión, ansiedad y agresión en las pruebas psicológicas previas a la admisión en la Facultad que aquellos todavía sanos quince años después. Estos resultados parecen abonar la posibilidad de que, en efecto, los individuos predispuestos a cáncer tienen menos manifestaciones emocionales de lo normal, quizá por represión y negación de sus afectos.

B) Estudios de experiencias estresantes

Es desde hace tiempo sabido que el estrés favorece el crecimiento de tumores inducidos o implantados en animales de experimentación (Kavetskii, 1966), aunque en algunos estudios, por el contrario, parece inhibir el desarrollo del tumor (Newberry, 1976). Las razones de esta contradicción no están claras, pero parece obvio que la reacción de estrés no es todo lo uniforme e inespecífica que Selye propuso en su día, y que diferentes condiciones estresantes pueden evocar diferentes reacciones en el animal de experimentación. Así, la separación temprana de la madre, el aislamiento absoluto, y el hacinamiento, correlacionan de manera positiva con el desarrollo rápido del tumor, mientras que el manoseo delicado de ratones lactantes parece inducir una mayor resistencia a la tumorogénesis. Considerando los efectos del estrés en el hombre, es importante diferenciar entre aquellos estreses que sobrepasan la capacidad adaptativa del organismo, sea por su intensidad o por su duración excesiva, y aquellos sobre los que el organismo adquiere completo control, y que quizás aumentan, en vez de disminuir, la actividad de los mecanismos regulatorios y de defensa. Las circunstancias estresantes más consistentemente asociadas en el hombre con la predisposición al desarrollo de cáncer han sido descritas por LeShan (1966), quien en un estudio controlado de 450 pacientes halló en un 72% de ellos una historia emocional característica:

1. Sensación de soledad y aislamiento durante la niñez y la adolescencia, junto con una aprensión hacia las relaciones interpersonales intensas.
2. Desarrollo posterior de una relación muy significativa e importante, que proporciona al individuo la sensación de ser aceptado y de vivir una vida llena de sentido.
3. Pérdida, por muerte o separación, de esta relación, seguida de sentimientos de desesperación, frustración, y la impresión de que la vida ya no tiene sentido.

Solamente un 10% de los controles presentan una historia similar y, de acuerdo con LeShan, los primeros síntomas de cáncer aparecen en un período entre seis meses y ocho años después de la pérdida de la relación crucial. Greene, tras estudiar un gran número de pacientes con linfomas y leucemias, concluye de la misma manera que la pérdida de una persona emocionalmente importante, o de una posición o posesión altamente

285

valorada por el paciente, es un suceso de ocurrencia frecuente antes de la aparición de los primeros síntomas de enfermedad. Otros autores (Kerr, 1969) han encontrado una asociación significativa entre depresión clínica y desarrollo posterior de cáncer, generalmente en menos de cinco años después del episodio depresivo. Si tenemos en cuenta que la depresión suele estar relacionada con experiencias severas de pérdidas o con una anormal hipersensibilidad a la pérdida, estos hallazgos parecen apoyar las hipótesis de LeShan y de Greene. Schmale (1971), aplicando los conceptos de LeShan al análisis de sus entrevistas con una serie de mujeres que acudían para ser biopsiadas por lesiones cervicales sospechosas, diagnosticó correctamente al 70% de ellas como teniendo cáncer de la cérvix uterina, tal como fue confirmado por la biopsia posterior. La importancia de este estudio prospectivo es enorme, y parece apoyar también las teorías de Engel y Schmale, ya expuestas al tratar de la relación entre depresión y enfermedad médica. Recordemos que, según estos autores, la sensación de desvalimiento y desesperanza era un antecedente frecuente al enfermar en general, y no solamente a la enfermedad cancerosa. El desarrollo de cáncer en las poblaciones estudiadas puede no ser específico a las experiencias de pérdida y de depresión, sino sólo una más de las posibles consecuencias del desequilibrio inespecífico de los mecanismos reguladores y de defensa, inducido por lo que Engel denomina el «*giving-up, given-up, syndrome*».

BIBLIOGRAFÍA

ACKERMAN, S. H. y WEINER, H.: *Peptic ulcer disease: Some considerations for Psychosomatic Research.* En HILL, OSCAR W. (ed.): *Psychosomatic Medicine-3.* London, Butterworths, 1976.

ACHTE' K. VAUKHONEN, M. L. y VIITAMAKI, R. O. M. L. y VIITAMAKI, R. O.: *Cancer and psyche. Monographs from the Psychiatric Clinic of the Helsinki University Central Hospital.* 1, 1970.

ADER, R.: *Behaviorally conditioned immunosuppression.* Psychosomatic Medicine 37:333-340, 1975.

ADER, R. y COHEN, N.: *Behaviorally conditioned immunosuppression.* Psychosom. Med. 37:333-339, 1975.

ALDERSON, M.: *Relationship between month of birth and month of death in the elderly.* Brit. Journal of Preventive and Social Medicine, 29:159-165, 1975.

ALEXANDER, A. B., MIKLICH, D. R. y HERSHKOFF, H.: *The immediate effects of systematic relaxation training on peak expiratory flow rates in asthmatic children.* Psychosomatic Medicine 34:388-394, 1972.

ALEXANDER, F.: *Emotional Factors in Esential Hypertension.* Psychosom. Med. 1:173-179, 1939.

ALEXANDER, F.: *Psychosomatic Medicine.* New York, Norton, 1950.

ALEXANDER, F.: *Psychosomatic Specificity.* Chicago, University of Chicago Press, 1968.

ALEXANDER, F., FRENCH, T. M. y POLLOCH, G.: *Psychosomatic Specificity*, vol 1: *Experimental Study and Results*. Chicago, University of Chicago Press, 1968.

ALEXANDER, F. G.: *Studies in psychosomatic medicine; an approach to the cause and treatment of vegetative disturbances*. New York, Ronald Press, 1948.

AMKRAUT, A. y SOLOMON, G. F.: *From the symbolic stimulus to the pathopsysiologic response: Immune mechanisms*. Int'L. J. of psychiatry in medicine 5:541-463, 1975.

APPLETON, W. S.: *The blame of dying young*. American Journal of Psychoanalysis 35:377-381, 1975.

ARANA, J. (ed.): *Trabajo y estrés*. Madrid, Karpós, 1977.

ARANA, J.: *Niños difíciles por excesiva protección*. En ARANA, J. (ed.): *Niños difíciles*. Madrid, Karpós, 1979.

BAHNSON, C. B.: *Psychophysiological complementarity in malignancies*. Ann. N. Y. Acad. Sci. 164:319-334, 1969.

BAHNSON, M. B. y BAHNSON, C. B.: *Ego defenses in cancer patients*. Ann. N. Y. Acad. Sci. 164:546-557, 1969.

BEARCH, F. A.: *Hormones and Behavior*. New York, Hoeber, 1948.

BEAUMONT, P. J. V., ABRAHAM, S. F., ARGALL, W. J., GEORGE, G. C. W. y GALUN, D. E.: *The onset of anorexia nervosa. Australian and New Zealand Journal of Psychiatry* 12:145-149, 1978.

BENNET, G.: Bristol floods 1968. *Controlled survey of effects on health of local community disaster*. British Medical Journal, iii:454-458, 1970.

BERGMAN, P. y ESCALONA, S. K.: *Unusual sensitivities in very young children*. The Psychoanalytic Study of the Child 34:333-352, 1950.

BERTALANFFY, L. VON: *The mind-body problem: A new view*. Psychosom. Med. 26:29 (1964).

BESEDOVSKY y SORKIN, E.: *Network of immuneneuroendocrine interactions*. Clin. Exp. Immunol. 27:1-12, 1977.

BOGEN, J. E. y BOGEN, G. M.: *The other side of the brain III: The corpus callosum and creativity*. Bulletin Los Angeles Neurolofical Society 34:191-220, 1969.

BOGEN, J. E.: *The other side of the brain I: Dysgraphia and dyoscopia following cerebral commissurotomy*. Bulletin Los Angeles Neurological Society 34:73-105, 1969.

BOGEN, J. E.: *The other side of the brain II: An appositional Mind*. Bulletin Los Angeles Neurological Society 34:135-162, 1969.

BOWBLY, J.: *Attachment and Loss*. New York, Basic Books, 1969.

BRADY, J. V.: *Ulcers in executive monkeys*. Sci. Am. 199:95-105, 1958.

BREUER J. y FREUD, S.: *Studies on Hysteria*. Standard Edition (vol. II, pág. 1). London, Hogart Press, 1983.

BROADBENT, E.: *Perception and Communication*. New York, Pergamon Press, 1958.

BROCA, P.: *Anatomie comparée des circonvolutions cérébrales. Le grand lobe limbique et la scissure limbique dans la série des mammifères*. Rev. Anthrop. 1:385-498, 1878.

BROWN, G. M.: *Hormone Actions in the Brain*. En MARTIN, J. B., REICHLIN, S. y BROWN, G. M. *Clinical Neuroendocrinology*. Philadelphia, Davis, 1977.

BRUCH, H.: *Eating Disorders*. London, Routledge & Kegal Paul (eds.), 1974.

BURNET, F. M.: *Implications of immunological surveillance for cancer therapy*. Israel J. Med. Sci. 7:9-16, 1971.

BURNET, F. M.: *Immunological Surveillance*. Oxford, Pergamon Press, 1970.

BURNSTOCK, G.: *The purinergic nerve hypothesis*. En *Purine and Pyrimidine Metabolism* (págs. 295-314). Ciba Foundation Symposium 48, Amsterdam, Elsevier, 1977.

BYKOV, K. M. y KURSTIN, I. T.: *Patología corticovisceral*. Madrid, Atlante, 1968.

CALSYN, D. A., LOUKS, J. y FREEMAN, Ch. W.: *The use of the MMPI with chronic low back pain patients with a mixed diagnosis*. Journal of Clinical Psychology 32:532-536, 1976.

CASTELNUOVO-TEDESCO, P. y CHIEBEL, D.: *Studies of superobesity: I. Psychological characteristics of superobese patients*. Int'L. J. Psychiatry in Medicine 6:465-480, 1975.

CANNON, W. B. y DE LA PAZ, D.: *Emotional stimulation of adrenal secretion.* Am. J. Physiolog. 28:64, 1911.

CANNON, W. B.: *Stress and strains of homeostasis.* Am. J. Med. Sci. 189:1-35, 1935.

CANNON, W. B.: *Voodoo death.* Psychosomatic Medicine 19:182-190, 1957.

CARLTON, P.: *Brain-acetylcholine and inhibition.* En TAPP, J. T. (ed.): *Reinforcement and behavior* (págs. 285-325). New York and London, Academic Press, 1969.

CARRELL, A.: *La incógnita del hombre.* Barcelona, Joaquín Gil, 1936.

CLECHORN, J. G.: *History of endocrine psychobiologya.* En BRAMBILLA, F., BRIDGES, P. K., ENDROCZI, E. y HEUSER, G. London, John Wiley & Sons, 1978.

COBB, S. y ROSE, R. M.: *Hypertension Peptic Ulcer and Diabetes in Air Traffic Controllers.* J.A.M.A. 224:484-492, 1973.

CONRON, G. y HARDY, K. J.: *Psychological factors as a prediction of success in duodenal ulcer surgery.* Australian and New Zealand J. of Psychiatry 10:151-155, 1976.

COSS, R. G. y GLOBUS, A.: *Spine Stems as Tectal Interneurons in jewel FIsh are shortened by Social Stimulation.* Science 200:787-790, 1978.

CRISP, A. H.: *Some Psychosomatic aspects of neoplasia.* Brit. J. Med. Psychol. 13:313-331, 1970.

CURREY, H., MALCOLM, R., RIDDLE, E. y SCHACHTE, M.: *Behavioral treatment of Obesity.* J.A.M.A. 237:2829-2831, 1977.

CHOBANIAN, A. V., GAVRAS, H., GAVRAS, I., BRESNAHAN, M., SULLIVAN, P. y MELBY, J. C.: *Studies on the activity of the sympathetic nervous system in essential hypertension.* Journal of human stress 4:22-34, 1978.

CURTIS, G. C., NEESE, R., BUXTON, M. y LIPPMAN, D.: *Anxiety and Plasma Cortisol at the Crest of the Circadian Cycle: Reappraisal of a Classical Hypothesis.* Psychosomatic Medicine 40:368-378, 1978.

DAWBER, T. R., KANNEL, W. B. y BORDON, T.: *Coffee and cardiovascular disease.* The New England Journal of Medicine 291:871-876, 1974.

DECLAUS, I.: *Atención selectiva e inhibición selectiva.* Revista de Psicología General y Aplicada, 32:767-783, 1977.

DELGADO, J. M. R., ROBERTS, W. W. y MILLER, N. E.: *Learning motivated by electrical stimulation of the brain.* American Journal of Physiology 179:587, 1954.

DEUTSCH, F.: *On the mysterious lean from the mind to the body.* New York, International University Press, 1959.

DIAGO, P.: *Técnicas de descondicionamiento en psicoterapia autógena. Relajación y Psicoterapia Autógena.* Barcelona, CEPYP, 1978.

DIMSDALE, J. E.: *Emotional causes of sudden death.* Am. J. Psychiatry 134:1361-1366, 1977.

DONGIER, M.: *Psychosomatic Aspects in Myocardial Infarction in Comparison with Angina Pectoris.* Psychosom. 23:123-131, 1974.

DONGIER, M.: *Nevroses et troubles psychosomatiques.* Bruxelles, Dessart et Mardaga, 1976.

DORFMAN, W.: *Depression: Its expression in physical illness.* Psychosomatic 19:702-708, 1978.

DUDLEY, D. L.: *Psychophysiology of respiration in health and disease.* New York, Appleton-Century-Crofts, 1969.

DUNBAR, F.: *Psychosomatic Diagnosis.* New York, Paul Haeber, 1943.

DUNBAR, H. F.: *Emotions and Bodily Changes.* New York, Columbia University Press, 1954.

EDWARDS, E. A. y DEAN, L. M.: *Effects of crowding of mice on humoral antibody formation and protection to lethal antigenic challenge.* Psychosom. Med. 39:19-24, 1977.

ELEFTHERIOU, B. E. & SPROTT, R. L.: *Hormonal Correlates of Behavior.* New York, Plenum Press, 1975.

ELMADJIAN, F., HOPE, J. M. y LAMSON, E. T.: *Excretion of epinephrine and norepinephrine under stress.* Recent Program. Homon. Res. 5: 513-527, 1958.

ENGEL G. L.: *Biological and psychologic features of the ulcerative colitis patient.* Gastroenterology 40:313, 1961.

ENGEL, G. L.: *Fainting,* ed. 2. *Springfield, III.* Charles C. Thomas, 1962.

ENGEL, G. L.: *Psychological Development in Health and Disease.* Philadelphia, Saunders, 1962.

Engel, G. L.: *Psychophysiological Gastrointestinal Disorders*. En Freedman, A. M., Kaplan, H. I. y Sadock, B. J. (eds.): *Comprehensive textbook of Psychiatry/II* (págs. 1638-1648). Baltimore, The Williams & Wilkins Company, 1975.

Engel, G. L.: *A life setting conducive to illness: The given-up-giving-up complex*. Bull. Menn. Clin. 32:355-365, 1968. En Freedman, A. M., Kaplan, H. I. y Sadock, B. J. (eds.): *Comprehensive textbook of Psychiatry/II* (págs. 1638-1648). Baltimore, The Williams & Wilkins Company, 1975.

Engel, G. L. y Reichsman, F.: *Spontaneous and experimentally induced depessions in an infant with gastric fistula: a contribution to the problem of depression*. Journal of the American Psychoanalytic Association 4:428-453, 1966.

Engel, G. L. y Schmale, A.: *Psychoanalytic theory of somatic disorder: conversion, specificity and the disease onset situation*. Journal of the American Psychoanalytic Association 5:344-365, 1967.

Esler, M., Randall, O., Bennett, J., Zweifler, A., Julius, S., Rydelek, P., Cohen, E. y Dequattro, V.: *Suppression of sympathetic nervous function in low-renin essential hypertension*. Lancet 115-118, 1976.

Fain, M.: *Prélude à la vie fantasmatique*. Revue fran. Psychoanal. 35:291-364, 1971.

Fast, J.: *Body Language*. New York, J. B. Lippincott, 1970.

Feigl, H.: *Concepts, theories and the mind-body problem. Minnesota studies on the philosophy of science*. Minnesota University Press, 1958.

Fenichel, O.: *The psychoanalytic Theory of Neurosis*. New York, N. Y., W. W. Norton & Company inc., 1945.

Fernández-Cruz y otros: *Estado actual del concepto de distonia neurovegetativa* (págs. 7-26). Madrid, Monografía Científica Roche, 1969.

Fernández González, F.: *Cronología y Psiquiatría*. En González de Rivera, J.L., Vela Bueno, A. y Arana J. (coords.): *Manual de Psiquiatría* (págs. 164-194). Madrid, Karpos, 1980.

Fine, R.: *The personality of the asthmatic child*. En Schneer, H. I. *The Asthmatic Child*. New York, 1963.

FRANCES, A. y GALE, L.: *The propioceptive body image in self-object differentiation: A case of congenital indiference to pain and head-banging.* The Psychoanalytic Quarterly 44:107-126, 1975.

FRANKEL, F. H.: *The effects of brief hypnotherapy in a series of psychosomatic problems.* Prychotherapy and Psychosomatics 22:264-275, 1973.

FRANSELLA, F. y CRISP, A. H.: *Comparisons of Weight Concepts in Groups of Neurotic, Normal and Anorexic Females.* Brit. J. Psychiat. 134:79-86, 1979.

FREUD, A.: *The Ego and the Mechanisms of Defense.* New York, International University Press, 1937.

FREUD, A.: *The Ego and Mechanism of Defense.* New York, International Universities Press, 1946.

FREUD, S.: *Papers on metapsychology. The unconscious* (Standard Edition, vol. 14). 1915.

FREUD, S.: *Introductory Lectures.* Standard Edition (vol. XVI, pág. 275). Hogart Press, London, 1916.

FREUD, S.: *An outline of Psychoanalysis (1940)* (Standard Edition, vol. 23, pág. 148). 1940.

FRIEDMAN, S. B., BLASGOW, L. A.y ADER, R.: *Psychosocial Factors Modifying Host Resistance to Experimental Infections.* En BAHNSON, C. B. (ed.): Second Conference on Psychophysiological Aspects of cancer. Ann. N. Y. Acad. Sci. 164:381-393, 1969.

FRIEDMAN, S., KANTOR, I., SOBEL, S. y MILLER, R.: *On the treatment of neurodermatitis with a monoamine oxidase inhibitor.* The Journal of Nervous and Mental Disease 166:117-125, 1978.

GAL, R. y LAZARUS, R. S.: *The role of activity in anticipating and confronting stressful situations.* Journal of Human Stress 1:4-20, 1975.

GALIN, D.: *Hemispheric specialization: Implications for Psychiatry.* En GRENELL, R. G. y GABAY, S. (eds.): *Biological Foundations of Psychiatry.* New York, Raven Press, 1:145-176, 1976.

GALIN, D.: *Implications for Psychiatry of left and right cerebral specialization.* Arch. Gen. Psychiat. 31:572-583, 1974.

GANONG, W. F.: *Brain mechanisms regulating the secretion of the pituitary gland.* En WURTMAN, R. (ed.): *The Neurosciences, third study program* (págs. 549-563). Boston, MIT Press, 1974.

GARCÍA, J., HANKINS, W. G. y RUSINIAK, K. W.: *Behavioral regulation of the Milieu interne in man and rat.* Science 185:824-831, 1974.

GARMA, A.: *Peptic Ulcer and Psychoanalysis.* Baltimore, Williams & Wilkins, 1958.

GARMA, A.: *L'integration psychosomatique dans le traitement psychoanalytique du malades organiques.* París, Presses Universitaires de France, 1963.

GAZZANIGA, M. S.: *The Bisected Brain.* New York, Appleton-Century-Crofts, 1970.

GELLHORN, E.: *Further studies on the physiology and pathophysiology of the tuning of the central nervous system* (págs. 94-104). Psychosomatics, marzo-abril, 1969.

GELLHORN, E. y KIELY, W. F.: *Autonomic Nervous System in Psychiatric Disorder.* En MENDELS, J. (ed.): *Biological Psychiatry.* New York, John Wiley & Sons, 1973.

GONZÁLEZ DE RIVERA, JL: *Consulta psiquiátrica interdepartamental en el Hospital General.* Tesis: Universidad Autónoma de Bilbao, 1973.

GONZÁLEZ DE RIVERA, JL: *Catecolaminas: Revisión crítica de metabolismo y funciones generales, con estudio de su acción en la secreción neuroendocrina y en el comportamiento.* Anales de la Real Academia Nacional de Medicina, 95:677-681, 1978.

GONZÁLEZ DE RIVERA, JL: *Creatividad y estados de conciencia.* Revista de Psicología General y Aplicada 33:415-426, 1978.

GONZÁLEZ DE RIVERA, JL: *Diagnóstico Psiconeuroendocrino.* En CHARRO, A. (ed.): *Pruebas funcionales endocrinas.* Barcelona, Toray, 1979.

GONZÁLEZ DE RIVERA, JL: *El estrés infantil.* En ARANA, J. (ed.): *Niños difíciles.* Madrid, Karpós, 1979.

GONZÁLEZ DE RIVERA, JL: *Estrés psicosocial como factor precipitante de enfermedad.* En RUIZ, M. (ed.): *Psiquiatría Social.* Barcelona, CEPYP, 1979.

GONZÁLEZ DE RIVERA, JL: *Las catecolaminas en la respuesta de estrés, la secreción neuroendocrina y el comportamiento.* Monografías científicas ROCHE, 1979.

GONZÁLEZ DE RIVERA, JL: *Neuroendocrinología de la depresión.* En RUIZ, M. (ed.): *Endocrinología Psiquiátrica.* Barcelona, CEPYP, 1979.

GONZÁLEZ DE RIVERA, JL: *Psicofisiología de la neurotransmisión colinérgica.* Informaciones Psiquiátricas, octubre, 1979.

GONZÁLEZ DE RIVERA, JL y HARGUINDEY, S.: *Psychophysiological aspects of cancer.* VI World Congress of Psychiatry. Honolulu, 1977.

GORLIN, R.: *The hyperkinetic heart syndrome.* J. Am. Med. Assoc. 182:823, 1962.

GOSALVES, M.: *Hacia un concepto cosmológico de la vida.* Arbor. Julio, 1979.

GRAHAM, D. T., KABLER, J. D. y GRAHAM, F. K.: *Physiological response to the suggestion of attitudes specific for hives and hypertensions.* Psychosom. Mes. 24:159, 1962.

GREENBERG, R., PILLARD, R. y PEARLMAN, C.: *The effect of Dream (stage REM). Deprivation an adaptation to Stress.* Psychosomatic Medicine 34:257, 1972.

GREENE, W. A. y MILLER, G.: *Psychological factors and reticuloendotelial disease: Observations on a group of children and adolescents with leukemia. An interpretation of disease development in terms of the mother-Child unit.* Psychosom. Med. 20:124-144, 1958.

GRAHAM, D. T.: *Health, Disease, and the mind-body problem: Linguistic Parallelism.* Psychosomatic Medicine 29:53-71, 1967.

GROEN, J. J.: *The psychosomatic specificity hypothesis for the etiology of peptic ulcer.* Psychother. Psychosom. 19:295, 1971.

GROEN, J. J.: *Psychosomatic Aspects of Ischaemic (Coronary) Heart Disease.* En HILL, O. (ed.): *Psychosomatic Medicine-3* (págs. 285-329). London, Butterworths, 1976.

GROEN, J. J.: *Present Status of the Psychosomatic Approach to Bronchial Asthma.* En HILL, O. (ed.): *Psychosomatic Medicine-3* (págs. 231-259). London, Butterworths, 1976.

HADDEN, J. W., HADDEN, E. M. y MIDDLETON, E., Jr.: *Lymphocyteblast transformation.* I. Demostration of adrenergic receptors in human peripheral lymphocytes. J. Cell. Immun. 1:583-595, 1970.

HADDEN, J. W., HADDEN, E. M., MERTZ, G., GOOD, R. A., HADDOX, M. K. y GOLDBERG, N. D.: *Cyclic GMP in cholinergic and mitogenic modulation of lymphocyte metabolism and proliferation.* Fed. Proc. 32:1022, 1973.

HANDKINS, R. E. y MUNZ, D. C.: *Essential Hypertension and Self-Disclosure.* Journal of Clinical Psychology 34:870-875, 1978.

HARLOW, J. F. y HARLOW, M. K.: *The affectional systems.* En SCHRIER, A. M., HARLOW, J.F. y STOLLNITZ, F. (eds.): *Behavior of Nonhuman Primates* (vol. 2). New York and London, Academic Press, 1965.

HARRELL, T. H. y BEIMAN, I.: *Cognitive-Behavioral Treatment of the Irritable Colon Syndrome.* Cognitive Therapy and Research 2:371-375, 1978.

HARTMAN, E. L.: *The functions of sleep.* New Haven, Yale University Press, 1973.

HEEFNER, J. D., WILDER, R. M. y WILSON, I. D.: *Irritable colon and depression.* Psychosomatics 19:540-547, 1978.

HENRY, J. P. y ELY, D. L.: *Biologic correlates of psychosomatic illness.* En GRENNEL, R. G. y GABY, S. (eds.): *Biological Foundations of Psychiatry* (págs. 945-985). New York, Raven Press, 1976.

HERB, D. O.: *Organization of Behavior. A neuropsychological Theory.* New York, Science Editions, 1961.

HERRMANN, H. J. M.: *Essential Hypertension. Problems, Concepts and an Attempted Synthesis.* En HILL, O. (ed.): *Psychosomatic Medicine-3* (págs. 260-287). London, Butterworths, 1976.

HERTZ, D. G. y ROSENBAUM, M.: *Gastrointestinal Disorders.* En WITTKOWER, E. D. y WARNES, H. (eds.): *Psychosomatic Medicine. Its Clinical Applications* (págs. 249-257). Hagerstown, Harper & Row, 1977.

HESS, W. R.: *The diencephalon.* New York, Grune and Stratton, 1954.

HILLIS, L. D. y BRAUNWALD, E.: *Coronary-artery spasm.* Journal of Medicine 229:695-702, 1978.

HOBSON, J. A. y MCCARLEY, R. W.: *The brain as a dream state generator: an activation-synthesis of the dream process.* Am. J. Psychiatry 134:1335-1348, 1977.

HOLLAND, J.: *Psychologic Aspects of Cancer*. En HOLLAND, J. F. y FREI (eds.): *Cancer Medicine*. Philadelphia, Lea y Fediguer, 1973.

HOLTON, H.: *On the role of themata in scientific thought*. Science 188:328-334, 1975.

HORN, G., ROSE, S. P. R. y BATESON, P. P. G.: *Experience and plasticity in the central nervous system*. Science 181:506-514, 1973.

HOROWITZ, M. J.: *Modes of representation of thought*. J. Am. Psychoanal. Ass. 20:793-819, 1972.

HOROWITZ, M.: *Stress Response Syndromes*. Arch. Gen. Psychiatry 31:768-781, 1974.

HYDEN, H. y EGYHAZI, E.: *Nuclear RNA change in nerve cells during learning experiment in rats*. Proc. Nat. Acad. Sci. USA, 48:1366-1372, 1962.

ISAACSON, R. L.: *The limbic Systems*. New York, Plenum Press, 1974.

JACOBS, M. A., ANDERSON, L.S. y EISMAN, H. D.: *Interaction of psychologic and biologic predisposing factors in allergic disorders*. Psychosom. Med. 29:572-585, 1967.

JANCOVIC, B. D., ISAKOVIC, K. y PETROVIC, S.: *Effect of pinealectomy on immune reactions in the rat*. Immunology 18:1, 1970.

JEFFCOATE, S. L. y HUTCHINSON, J. S. M.: *The endocrine hypothalamus*. New York, Plenum Press, 1978.

JENKINS, C. D.: *Epidemiological Studies of the Psychosomatic Aspects of Coronary Heart Disease*. Adv. Psychosom. Med. 9:1-19, 1977.

JENKINS, C. D., ROSENMAN, R. H. y ZYZANSKI, S. J.: *Prediction of clinical coronary heart disease by a test for the coronary-prone behavior pattern*. The New England Journal of Medicine 290:1271-1275, 1974.

JOHN, E. R.: *Statistical versus switchboard theories of memory*. Science 177:850-864, 1972.

JOHNSON, R. H. y SPALDING, J. M. K.: *Disorders of the Autonomic Nervous System*. Oxford, Blackwell Scientific Publications, 1974.

KAVETSKII, T. E., TURKEVITCH, N. M. y BALITSKY, K. P.: *On the psychophysiological mechanism of the organism's resistence to tumor growth*. Ann. N. Y. Acad. Sci. 125:933-945, 1966.

KERR, T. A., SCHAPIRA, K. y ROTH, M.: *The relationship between premature death and affective disorders.* Brit. J. Psychiatry 115:1277-1282, 1969.

KIEV, A.: *Somatic manifestations of depresive disorders.* Excerpta Medican, 1974.

KIRITZ, S. y MOSS, R. H.: *Physiological Effects of Social Environments.* Psychosomatic Medicine 36:96-111, 1964.

KISSEN, D. M.: *The present status of psychosomatic cancer research.* Geriatrics 24:129, 1969.

KOPIN, I. J.: *Cathecholamines and stress* (págs. 1-8). Oxford, Pergamon Press, 1976.

KORNEVA, E. A. y KHAL, L. M.: *Effect of destruction of hypothalamic areas on immunogenesis.* Fed. Proc. (Transl. Suppl.) 23:88-92, 1964.

KRON, L., KATZ, J. L., GROZYNSKI, G. y WEINER, H.: *Hyperactivity in Anorexia Nervosa: A Fundamental Clinical Feature.* Comprehensive Psychiatry 19:433-440, 1978.

KÜBLER-ROSS, E.: *On death and dying.* New York, McMillan Publishing, 1969.

LA BARBA, R. C.: *Experiential and environmental factors in cancer: A review of research with animals.* Psychosom. Med. 32:259-266, 1970.

LADOSZ, J.: *The influences of the autonomic nervous system on phagocytosis - I: Changes caused by inhibition of the cholinergic system by means of methylatropine nitrate.* Archivum. immonologiae te therapiae experimentalis 16:573, 1968.

LASHLEY, K. S.: *In search of the engram.* Symp. Soc. Exp. Biol. 4:454-482, 1950.

LAZARUS, R. S.: *A strategy for Research on Psychological and Social Factors in Hypertension.* Journal of Human Stress 4:35-40, 1978.

LE BLANC, J.: *The role of catecholamines in adaptation to chronic an acute stress.* En USDIN, E. (ed.): *Catecholamines and Stress* (págs. 409-417. Oxford, Pergamon Press, 1976.

LESHAN, L.: *An emotional life-history pattern associated with neoplastic disease.* Ann. N. Y. Acad. Sci. 125:780-793, 1966.

LESHAN, L. L. y WORTHINGTON, R. E.: *Personality as a factor in the pathogenesis of cancer.* Brit. J. Med. Psychol. 29:49, 1956.

LESHNER A. I.: *An introduction to behavioral endocrinology*. New York, Oxford University Press, 1978.

LEVI, L.: *Stress and distress in Response to Psychosocial Stimuli*. Oxford, Pergamon Press, 1972.

LEVINE, S. y COHEN, C.: *Differential survival to leukemia as a function of infantile stimulation in DB A/Z Mice*. Proc. Soc. Exp. Biol. Med. 102:53-54, 1959.

LEVINE, S. (ed.): *Hormones and Behavior*. New York, Academic Press, 1972.

LEVITAN, H.: *The Depersonalizing Process*. Psychoanalytic Quaterly 39:449-470, 1970.

LEX, B. W.: *Voodoo death: New thoughts on an old explanation*. Am. Anthropologist 818-823, 1974.

LIPOWSKI, Z. J.: *Review of consultation psychiatry and psychosomatic medicine*. Psychosom. Med. 29:153- , 1967.

LIPOWSKI, Z. J.: *Sensory and information inputs overload: behavioral effects*. Comprehensive Psychiatry 16:199-221, 1975.

LIPOWSKI, Z. J.: *Psychosomatic Medicine: An Overview*. En HILL, O. (ed.): *Modern Trends in Psychosomatic Medicine 3* (págs. 1-20). London, Butterworths, 1976.

LLOYD, G. G.: *Psychiatric morbidity in men one week after first acute myocardial infarction*. British Medical Journal 2:1453-1454, 1978.

LOONEY, J. G., LIPP, M. R. & SPITZER, R. L.: *A New method of classification for psychophysiologic disorders*. Am. J. Psychiatry, 135:304-308, 1978.

LÓPEZ-IBOR ALIÑO, J. J.: Aspectos clínicos de los equivalentes depresivos. En LADER, M. y GARCÍA, R.: *Aspectos de la depresión*. Simposio de la Asociación Mundial de Psiquiatría. Barcelona, Geigy, 1973.

LUM, L. C.: *The syndrome of habitual chronic hyperventilation*. En HILL, O. (ed.): *Psychosomatic Medicine-3* (págs. 196-230). London, Butterworths, 1976.

LUNDBERG, U. y FRANKENHAUSEN, M.: *Psychophysiological reactions to noise as modified by personal control over noise intensity*. Biological psychology 6:51-59, 1978.

LUPARELLO, T. J., STEIN, M. y PARK, D. C.: *Effect of hypothalamic lesions on rat anaphylaxis*. Am. J. Physiol. 207:911-914, 1964.

LYNCH, J. J..: *The Broken Heart: The Medical Consequences of Loneliness*. New York, Basic Books, 1977.

LYNCH, J. J., THOMAS, S. A., PASKEWITZ, D. A., KATCHER, A. H. y WEIR, L. O.: *Human contact and cardiac arrhythmia in a coronary care unit*. Psychosomatic Medicine 39:188-192, 1977.

MACLEAN, P. D.: *The brain in relation to empathy and medical education*. J. Nervous Mental Disease 144:374-382, 1967a.

MACLEAN, P. D.: *Psychosomatic disease and the Visceral Brain: Recent developments bearing on the Papez Theory of emotion*. Psycyosom. Med. 11:338-353, 1949.

MACLEAN, P. D.: *The triune brain, emotion, and scientific bias*. En SCHMITT, F. O. (ed.): *The neurosciences. Second study program*. New York, Rockefeller University Press, 336-349, 1970.

MACLEAN, P. D.: *A triune concept of the brain and bahavior*. BOAG, T. J. (ed.) University of Toronto Press, Campbell, 1973.

MACLEAN, P. D.: *Influence of limbic cortex on hypothalamus, international Symposium on Metabolic and Behavioral Aspects of Hypothalamic Function*. Proceeding, 216-231. Basel, Karger, 1974.

MACRIS, N. T., SCHIAVI, R. C. y CAMERINO, M. D.: *Effect of hypothalamic lesions on immune processes in the Guinea Pig*. Am. J. Physiol. 219:1205-1209, 1970.

MANN, G. V.: *The influence of obesity on health (Second of Two Parts)*. The New England Journal of Medicine 291:178-186 y 226-232, 1974.

MARSH, J. T., LAVENDER, J. F. y CHANG, S. S.: *Poliomyelitis in monkeys: Decreased susceptibility after avoidance stress*. Science 140:1414-1415, 1963.

MARTIN, J. B., REICHLIN, S. y BROWN, G. M.: *Clinical Neuroendocrinology*. Philadelphia, Davis, 1977.

MARTY, P.: *Les mouvements individuels de vie et de mort*. París, Payot, 1976.

MASON, J. W.: *Organization of the multiple endocrine responses to avoidance in the monkey*. Psychosomatic Medicine 30:774-790, 1968.

MASON, J. W.: *A Reevaluation of the concepts of «Non-Specifity» in Stress Theory*. J. Psychiatry Res. 8:323-333, 1971.

MASON, J. W.: *Clinical Psychophysiology. Psychoendocrine Mechanisms*. En ARIETI, S. (ed.): *American Handbook of Psychiatry*, 553-582. New York, Basic Books, 1975.

MASSERMAN, J. H.: *The principle of uncertainty in neurotigenesis*. En KIMMEL, H. D. (ed.): *Experimental Psychopathology* (págs. 13-32). New York, Academic Press, 1971.

MATHE, A. A. y KNAPP, P. H.: *Emotional and adrenal reactions to stress in bronchial asthma*. Psychosom. Med. 33:323, 1971.

MATLINA, E. Sh.: *Main phases of catecholamine metabolism under stress*. En USDIN, E. (ed.): *Cathecholamines and Stress* (págs. 353-365). Oxford, Pergamon Press, 1976.

MC KENZIE, J. N.: *The production of rose asthma by an artificial rose*. Am. J. Med. Sci. 91:45, 1886.

McDOUGALL, J.: *The psychosoma and the psychoanalytic process*. Int. Rev. Psycho-anal. 1:437-459, 1974.

McDOUGALL, J.: *Le psyché-soma et le psychanaliste*. Nouvelle Rev. Psychoanal., vol. X:131-149, 1974.

McGAUGH, J. L.: *Neurobiological Aspects of Memory*. En GRENELL, R. G. y GABAY, S.: *Biological Foundations of Psychiatry* (vol. 1, págs. 499-525. New York, Raven Press, 1976.

McLEAN, E. K. y KARNOPOLOSKY, A.: *Noise, discomfort and mental health*. Psychological Medicine 7:19-62, 1977.

McLEAN, P. D.: *Triune concept of the brain and behaviour*. University of Toronto Press. 1973.

McMAHON, C. E.: *The wind of the cannon ball*. Psychother. Psychosom. 26:125-131, 1975.

MENARD, J, BRET, A., PLOUIN, P. F., CORVOL, P. y MILLIEZ, P.: *L'hypertensión Labile*. Ann. Cardiol. Angéiol. 26:449-454, 1977.

MIKLICH, D. R.: *Chronic homeostatic vagal efferent activity turndown: A theory of asthma*. Medica Hypothesis 3:226-234, 1977.

MIKLICH, D. R., RENNE, Ch.M., CREER, T. L., ALEXANDER, A. B.; CHAI, H., DAVIS, M. H., HOFFMAN, A. y DANKER-BROWN, P.: *The clinical utility of behavior therapy as an adjunctive treatment for asthma*. The Journal of Allergy and Clinical Immunology 5:285-294, 1977.

MIKLICH, D. R., REWEY, H. H., WEISS, J. H. y KOLTON, S.: *A preliminary investigation of psychophysiological responses to stress among different subgroups of asthmatic children.* Journal of Psychosomatic Research 17:1-8, 1973.

MILLER, N. E.: *Learning of visceral and glandular responses.* Science, 163:434-445, 1969.

MILTON G. W.: *Self-willed death or the bone pointing syndrome.* Lancet i:1435-1436, 1973.

MINUCHIN, S., ROSMAN, B. L., BAKER, L.: *Psychosomatic Families. Anorexia Nervosa in context.* Cambridge, Harvard University Press, 1978. MIRSKY, I. A.: *Physiologic, psychologic, and social determinants in the etiology of duodenal ulcer.* Am. J. Digest. Dis. 3:285, 1958.

MIRSKY, I. A.: *Physiologic, psychologic, and social determinants in the etiology of duodenal ulcer.* Am. J. Digest Dis., 3:285, 1958.

MOLDOFSKY, H.: *'Psychogenic Rheumatism' or the 'Fibrositis Syndrome'.* En HILL, O. (ed.): *Psychosomatic Medicine-3* (págs. 187-195). London, Butterworths, 1976.

MOLDOFSKY, H.: *Occupational Cramp.* J. Psychosom. Res. 15:439-444, 1971.

MOOS, R. H. y SOLOMON, G. F.: *MMPI response patterns in patients with rheumatoid arthritis.* J. Psychosom. Res. 8:17-31, 1964.

MUSAPH, H.*Psychodermatology.* En HILL, O. (ed.): *Psychosomatic Medicine-3* (págs. 347-362). London, Butterworths, 1976.

NADEL, J. A.: *The parasympathetic systema and its role in asthma.* Adv. Asthma Allergy 4:15, 1977.

NAUTA, W. S. H.: *The problem of the frontal lobe: A reinterpretation.* Psychiat. Res., 8:167-187, 1971.

NEWBERRY, B. H., GILDOW, S., WOGAN, J. y REESE, R. L.: *Inhibition on Huggins tumors by forced restraint.* Psychosom. Med. 38:155-162, 1876.

NEWTON, J. E. O., ROSCOE, A., DYKMAN, CHAPIN, J. L.: *The prediction of abnormal behavior from autonomic indices in dogs.* The journal of nervous and mental disease 166:635-641, 1978.

NODIGH, K.: *Influence of social stress on brain catecholamine mechanisme.* En USDIN, E. (ed.): *Catecholamines and Stress* (págs. 353-365). Oxford, Pergamon Press, 1976.

NUNES, J. S. y MARKS, I. M.: *Feedback of True Heart Rate During Exposure in Vivo.* Arch. Gen. Psychiatry 33:1346-1350, 1976.

OLDS, J.: *Behavioral studies of hypothalamic functions. Drives and reinforcements. Biological Foundations of Psychiatry.* New York, Raven Press, 1976.

OLDS, J. y MILNER, P.: *Positive reinforcement produced by electrical stimulation of septal area and other regions of rat brain.* Journal of Comparative and Physiological Psychology 47:419-427, 1954.

OSTFELD, A. M. y D'ATRI, D. A.: *Rapid sociocultural change and high blood pressure.* Adv. Psychosom. Med. 9:20-37, 1977.

PAPEZ, J. W.: *A proposed mechanism of emotion.* Arch. Neurol. 38:725-743, 1937.

PARK, S. K.: *Immunosuppresive effect of surgery.* The Lancet, 53-55, 1971.

PARKES, C. M. y BROWN, R. J.: *Health after bereavement: A controlled study of young Boston widows and widowers.* Psychosom. Med. 34:449-461, 1972.

PATEL, C. H.: *12-Month follow-up of yoga and biofeedback in the management of hypertension.* The Lancet 11:62-64, 1975.

PAULUS, P. B., MCCAIN, G. y COX, C. V.: *Death rates, Psychiatric Commitments, Blood Pressure, and Perceived Crowding as a Function of Institutional Crowding.* Environmental Psychology and Nonverbal Behavior 3:107-116, 1978.

PAYKEL, E. S.: *Contribution of life events to causation of psychiatric illness.* Psychological Medicine 8:245-253, 1978.

PEPPERCORN, M. A., HERZOG, A. G., DICHTER, M. A. y MAYMAN, C. H. I.: *Abdominal Epilepsy. A cause of Abdominal Pain in Adults.* J.A.M.A. 240:2450-2451, 1978.

PILOWSKY, I., SPALDING, D., SHAW, J. y KORNER, P. I.: *Hypertension and personality.* Psychosomatic Medicine 35:50-56, 1973.

POLEDNAK, A.: *College Athletics, Body Size and Cancer Mortality.* Cancer 38:382-387, 1976.

POPPER, K.: *Observaciones sobre el Panpsiquismo y el epifenomenismo.* Teorema 8:5-18, 1978.

PORTOLÉS, A.: *Inmunología y Psiquiatría, Actas Simposium Internacional de Psiconeuroendocrinología.* Madrid, 1979.

PRINCE, R.: *Mystical experience and the certainty of belonging: An alternative to insight and suggestion in psychotherapy.* En COX, R. H. (ed.): *Religious systems and psychotherapy,* 307-319. Springfield, Illinois, Charles C. Thomas, 1973.

RAHE, R. H. y ARTHUR, R. J.: *Life Change and Illness Studies: Past History and Future Directions.* Journal of Human Stress 4:3-15, 1978.

RASMUSSEN, A. F. Jr.: *Emotions and immunity.* En *Second conference on psychophysiological aspects of cancer.* Ann. N. Y. Acad. Sci. 164:458-462, 1969.

RASMUSSEN, A. F. Jr., MARSH, J. T. y BRILL, N. Q.: *Increased susceptibility to herpes simplex in mice subjected to avoidance-learning stress or restraint.* Proc. Soc. Exp. Biol. Med. 96:183-189, 1957.

RASMUSSEN, A. F. Jr., SPENCER, E. T. y MARSH, J. T.: *Decrease in susceptibility of mice to passive anaphylaxis following avoidance-learning stress.* Proc. Soc. Exp. Biol. Med. 100:878-879, 1959.

REISER, M. F. y BAKST, H.: *Essential Hypertension.* En ARIETI (ed.): *American Handbook of Psychiatry* 4:624-633. London, Basic Books, 1975.

RHOADS, J. M.: *Psychosomatic illness - Behavioral approach.* Psychosomatics 19:601-610, 1978.

RICHTER, C. P.: *Total self-regulatory functions in animals and human beings.* Harvey Lect. Ser., vol. 38, 1943.

RICHTER, C. P.: *On the Phenomenon of Sudden Death in Animals and Man.* Psychosomatic Medicine 19:191-198, 1957.

ROESSLER, R. y ENGEL, B. T.: *The current status of the concepts of physiological response specificity and activation.* Int. J. Psychiat. Med. 5:359, 1974.

RODNAM, G. P.: *Primer on the rheumatic diseases.* J.A.M.A. 224:663-693, 1973.

ROF CARBALLO, J.: *Patología Psicosomática.* Madrid, Paz Montalvo, 1955.

ROF CARBALLO, J.: *Urdimbre afectiva y enfermedad.* Barcelona, Labor, 1971.

ROGERS, M., REICH, P., STROM, T. y CARPENTER, C.: *Behaviorally conditioned immunosuppresion: replication of a recent study.* Psychosom. Med. 38:447-451, 1976.

ROSE, S. P. R.: *Are experience and learning regulators of protein synthesis in cerebral cortex?* Developments in neuroscience 2:307-318, 1978.

ROSENMAN, R. H., STRAUSS, F. M. y cols.: *A predictive study of coronary heart disease: the Western Collaborative Group Study.* J.A.M.A. 189:15-22, 1964.

RUESCH, J.: *The infantile personality-The core problem of psychosomatic medicine.* Psychosomatic Medicine 10:134-144, 1948.

RUSSEK, H. I. y RUSSEK, L. G.: *Is emotional stress an etiologic factor in coronary heart disease?* Psychosomatics 17, 1976.

RUSSEL, B.: *Los problemas de la Filosofía (1912).* Barcelona, Labor, 1970.

SAUL, L. J.: *Inner sustainment: The Concept.* The Psychoan. Quart. 39:215-222, 1970.

SACHAR, E. J., KANTER, S.. BUIE, D. y ENGLE, R.: *Psychoendocrinology of ego disintegration.* Am. J. Psychiat. 126:1067-1081, 1970.

SACHAR, E. J. (ed.): *Hormones, Behavior and Psychopathology.* New York, Raven Press, 1975.

SANGER, M. D.: *Psychosomatic allergy.* Psychosomatics 11:473, 1970.

SATINOFF, E., McEWEN, G. N. y WILLIAMS, B. A.: *Behavioral fever in newborn rabbits.* Science 193:1139-1140, 1976.

SCHARRER, B.: *General principles of neuroendocrine communication.* En SCHMIDT, F. O. (ed.): *The Neurosciences, Second Study Program.* New York, Rockefeller University Press, 1970.

SCHMALE, A. H.: *Relationship of separation to disease.* Psychosom. Med. 20:259-277, 1958.

SCHMALE, A. H.: *Giving Up as a Final Common Pathway to Changes in Health Adv.* Psychosom. Med. 8:20-40, 1972.

SCHMALE, A. H.: *Adaptative Role of depression in health and disease.* En SCOTT, J. P. y SENAY, E. (eds.): *Separation and Depression* (págs. 187-215). Washington, American Association for the Advancement of Science, 1973.

Schmale, A. H. e Iker, H.: *Hopslessness as a predictor of cervical cancer*. Soc. Sci. Med. 5:95-100, 1971.

Schrodinger, E.: *What is life?* New York, MacMillan, 1945.

Schur, M.: *Comments on the metapsychology of somatization*. En *The Psychoanalytic study of the child*. 10:119-164. New York, International Universities Press, 1955.

Seguin, A.: *Introduction to Psychosomatic Medicine*. New York, International University Press, 1950.

Seligman, M. E. P.: *Helplessness on Depression, Development and Death*. San Francisco, W. H. Freeman and Company, 1975.

Selye, H.: *A Syndrome Produced by Diverse Nocuos Agents*. Nature 138:32-49, 1936.

Serafini, X. y Tatossian, A.: *Psychologie et Cancer*. París, Masson, 1978.

Shapiro, A. P.*Behavioral and Environmental Aspects of Hypertension*. Journal of Human Stress (págs. 9-17), 1978.

Shekelle, R. B., Schoenberger, J. A. y Stamler, J.: *Correlates of the jas type a behavior pattern score*. J. Chron. Dis. 29:381-394, 1976.

Sifneos, P. F..: *Ascent from Chaos: a psychosomatic case study*. Cobb, S. (ed.) Cambridge, Harvard University Press, 1964.

Sifneos, P. E.: *The prevalence of «Alexithymic» Characteristics in Psychosomatic Patients*. Psychoter. Psychosom. 22:255-262, 1973.

Sledge, W. H.: *Antecedent psychological Factors in the Onset of Vasovagal Syncope*. Psychosomatic Medicine 40:568-579, 1978.

Solomon, G. F., Levine, S. y Kerstein Kraft, J.: *Early experience and immunoty*. Nature 220:821-822, 1968.

Solomon, G. F.: *Stress and the immune response*. Actas Symposium International de Psiconeuroendocrinología. Madrid, 1979.

Solomon, P. (ed.): *Sensory Deprivation*. Cambridge, Massachusetts, Harvard University Press, 1951.

Sperling, M.: *Psychoses and Psychosomatic Illness*. Int. J. Psycho-Anal. 36:320-327, 1955.

Sperry, R. W., Gazzaniga, M. S. y Boge, J. E.: *Interhemispheric relationships; the neocortical commissures; syndromes of hemispheric discon-*

nection. VINKEN, P. J. y BRUYEN, G. W. (eds.): *Handbook of Clinical Neurology* (vol. 4, págs. 273-290). Amsterdam, Nort Holland, 1969.

SPITZ, R.: *The first year of life.* New York, International Universities Press, Inc., 1965.

STABENAU, J. R. y POLLIN, W.: *Maturity at birth and adult protein bound iodine.* Nature 215:996-997, 1967.

STEIN, L., WISE, C. D. y BERGER, B. D.: *Noradrenergic reward mechanisms, recovery of function, and schizophrenia.* En MCGAUGH, J. L. (ed.): *The Chemistry of Mood, Motivation, and Memory* (págs. 81-103). New York, Plenum Press, 1972.

STEIN, M., SCHIAVI, R. C. y CAMERINO, M.: *Influence of Brain and Behavior on the Immune System: The effect of hypothalamic lesions on imme processes is described.* Science 191:435-440, 1976.

STEIN, M, SCHIAVI, R. C. y LUPARELLO, J.: *The hypothalamus and immune process.* Ann. N. Y. Acad. Sci. 164:464-469, 1969.

STUNKARD, A.: *New Therapies for the Eating Disorders.* Arch. Gen. Psychiat. 26:391-398, 1972.

STUNKARD, A. J.: *Obesity.* En FREEDMAN, A. M., KAPLAN, H. U. y SADOCK, B. J. (eds.): *Comprehensive textbook of Psychiatry/II* (págs. 1648-1655). Baltimore, The Williams & Wilkins Company, 1975.

SUPPES, P. y WARREN, H.: *On the generation and classification of defence mechanisms.* Int. J. Psycho-Anal. 56:405-414, 1975.

SZENT-GYORGYI, A.: *Biology and the physical sciences* (pág. 14). Columbia University Press, Ed. S. DEVON, 1969.

TAL, A. y MIKLICH, D. R.: *Emotionally Induced Decreases in Pulmonary Flow Rates in Asthmatic Children.* Psychosomatic Medicine 38:190-200, 1976.

THOMAS, C. B.: *Genetic Pattern of Hypertension in Man.* En GADDO ONESTI, M. D., KIM, K. E. y MOYER, J. H. (eds.): *Mechanisms and Management* (págs. 67-73). Grune & Stratton, 1973.

THOMAS C. B.: *The Predictive Potential of Habits and Family Attitudes.* Annals of Internal Medicine 85:653-658, 1976.

THOMAS C. B. y GREENSTREET, R. L.: *Psychobiological Characteristics in youth as predictors of five disease states: suicide, mental illness, hypertension, coronary heart disease and tumor.* Hopkins Med. J. 132:16-43, 1973.

THOMAS, C. B., ROSS, D. C.y DUSZYNSKI, K. R.: *Youthful hypercholestermia: Its Associate Characteristics and Role in Premature Myocardial Infarction.* The John Hopkins Medical Journal 136:193-208, 1975.

TIGRANYAN, R. T. R., DAVYDOVA, N. y KAIKALITA, N.: *Catecholamines and adrenal cortex during bed rest.* En USDIN, E. (ed.): *Catecholamines and Stress* (pág. 529). Oxford, Pergamon Press, 1976.

TOMÁS, J.: *Psicoanálisis y terapéutica psicosomática.* Boletín del Instituto de Estudios psicosomáticos y Psicoterapia Médica 2:3-17, 1978.

TSUANG, M. T. y WOOLSON, R. F.: *Excess Mortality in Schizophrenia and Affective Disorders.* Arch. Gen. Psychiatry 35:1181-1185, 1978.

USDIN, E. (ed.): *Neuroregulators and psychiatric disorders.* New York, Oxford University Press, 1977.

VARNI, J. G., DOERR, H. O. y FRANKLIN, J. R.: *Bilateral differences in skin resistence and vasomotor activity.* Psychophysiology 8:390-400, 1971.

VELA BUENO A.: *El sueño y sus trastornos.* En GONZÁLEZ DE RIVERA, J.L., VELA BUENO, A. y ARANA, J. (coords.): *Manual de Psiquiatría* (págs. 198-232), Madrid, Karpos, 1980.

VELA BUENO A. y FERNÁNDEZ F.: *Las pruebas psicofisiológicas en psiquiatría.* En GONZÁLEZ DE RIVERA, J.L., VELA BUENO, A. y ARANA, J. (coords.): *Manual de Psiquiatría* (págs. 396-417), Madrid, Karpos, 1980.

VESSEY, S. H.: *Effects of grouping on levels of circulation antibodies in mice.* Proc. Soc. Exp. Biol. 115:252-255, 1964.

VOGEL, G. W.: *An alternative view of the Neurobiology of Dreaming.* Am. J. Psychiatry 135:1531-1535, 1978.

VON ZEPPELIN, I. y MOSER, U.: *The application of the simulation model of neurotic defence mechanisms to the Psychoanalytic theory of psychosomatic illness.* Int. J. Psycho-Anal 54:79-84, 1973.

WAITES, T. F.: *Hyperventilation - Chronic and Acute*. Arch. Intern. Med. 138:1700-1701, 1978.

WARD, A. W. M.: *Mortality of bereavement*. Brit. Med. J.:700-702, 1976.

WARNES, H.: *An integrative model for the treatment of Psychosomatic disorders*. Actas del III Congreso del Colegio Internacional de Medicina Psicosomática. Roma, Edizione L. Pozzi, 1977 y Psychother. Psychosom. 27:65-75, 1976/77.

WEINER, H.: *Psychobiology and human disease*. New York, Elsevier, 1977.

WEISS, J. H.: *The current state of the concept of a psychosomatic disorder*. Inter. J. Psychiatry in medicine 5:473-481, 1974.

WEISS, J. H.: *The Current State of the Concept of Psychosomatic Disorder*. En LIPOWSKI, Z. J., LIPSITT, D. F. y WHIBROW, P. C. (eds.): *Psychosomatic Medicine* (págs. 162-171). New York, Oxford University Press, 1977.

WEISS, J. M.: *Effects of coping behavior with and without a feedback signal on stress pathology in rats*. J. Comp. Psychol. Physiol. 77:22-38, 1971.

WEISS, J. M.: *Psychological Factors in Stress and Disease*. Scientific American 226:104-113, 1972.

WEISS, J. M.: *Influence of psychobiological variables in stress-induced pathology*. Ciba Found. Symp. 8:253, 1972.

WIMSATT, W. C.: *Reductionism, levels of organization, and the mind-body problem*. En GLUBUS, G. G., MAXWELL, G. y SAVODNICK, I. *Conciousness and the brain* (págs. 205-264). New York, Plenum Press, 1977.

WINNICOTT: *Mind and its relation to the psycho-soma*. Brit-I-Med-Psychol. 27:243-254, 1954.

WITTGENSTEIN, W.: *Philosophical investigations*. New York, MacMillan, 1958.

WITTKOWER, E. D. y ENGELS, W. D.: *Psyche and allergy*. En HIRT, M. (ed.): *Psychological and allergic aspects of asthma* (pág. 143). Springfield, Ill., Charles C. Thomas, 1965.

WITTKOWER, E. D. y RUSSELL, B.: *Emotional Factors in Skin Disease*. New York, P. B. Hoeber, 1953.

WOLF, S. y GODDELL, H.: *Behavioral Science in Clinical Medicine.* Springfield, Ill., Charles C. Thomas, 1976.

WOLF, S. G.: *The digestive system in psychosomatic perspective.* Psychosomatics 19:720-724, 1978.

WOODGER, S. H.: *Physic, psychology and medicine,* Cambridge, Cambridge University Press, 1956.

WOODS, S. C., KULKOSKY WOODS, S. C. y KULKOSKY, P. J.: *Classically conditioned changes in blood glucose level.* Psychosomatic Medicine 38:201-219, 1976.

WURTMAN, R. J.: *Control of epinephrine synthesis in adrenal medula by adrenal cortex: Hormonal specificity and dose response characteristics.* Endocrinology 79:605-614, 1966.

WURTMAN, R. J. (ed.): *Brain monoamines and endocrine function.* Neurosciences Research Program Bulletin 9(2), 1971.